www.ingramcontent.com/pod-product-compliance
Lightning Source LLC
Chambersburg PA
CBHW042015080426
42735CB00002B/60

دليل المريض في

معالجه سرطان الثدي

إعداد : الدكتورة بدرية عيد الجهني

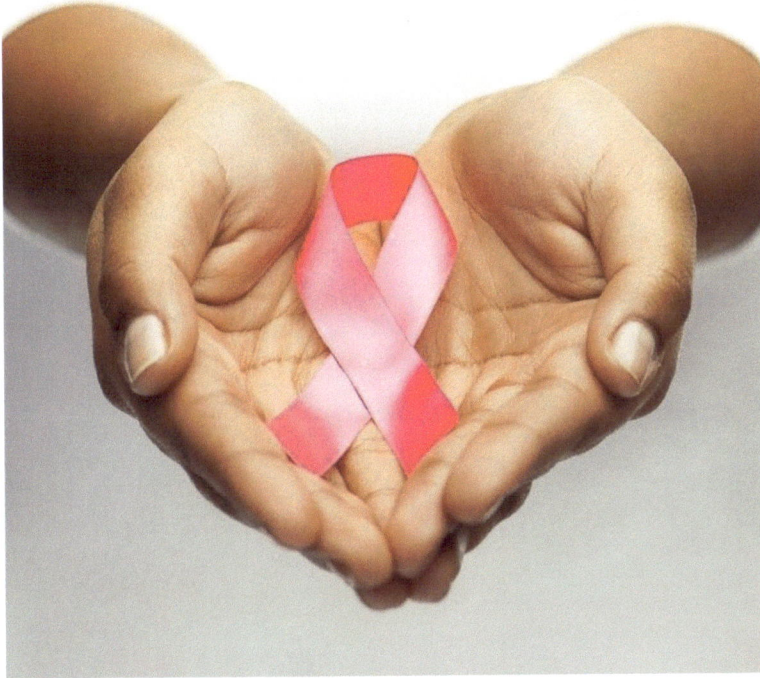

يعد هذا الدليل مرجعاً للعلاج الخاص بك.

يرجى إحضاره معك في كل زيارة تقومين بها إلى العيادة و استخدامي ا لرسومات الموجودة في الخلف

الدكتوره بدريه عيد الجهني استشاري جراحه عامه و جراحه اورام الثدي والغدد الصماء

تمت الترجمة للغة العربية بمساعدة غادة صالح

Written by

Dr. Badria Eid Al-Johani
Consultant General Surgery
Consultant Breast & Endocrine Surgery

ISBN: 978-0-9909322-1-5

Printed on Demand by Createspace.com
Distributed by Amazon and Amazon international affiliates

Contact
Eid & Otto International
info@eid-otto.com
www.eid-otto.com

Eid & Otto Internationale
1712 Pioneer Ave, Suite 670
Cheyenne, WY, 82001
USA

دليل المريض في معالجه سرطان الثدي

جدول المحتويات

المقدمة

يعد سرطان الثدي المرض الأكثر شيوعاً بين النساء حول العالم، إذ يؤدي إلى وفاة عدد كبير من النساء اللاتي يُصبن بمرحلة متقدمة منه سنوياً و ذلك نتيجة التأخر في عملية التشخيص و العلاج.

يجب معرفة أنه من الممكن علاج مرض سرطان الثدي في مراحله المبكرة عن طريق إجراء الفحوصات و استشارة الطبيب بشكل مبكر.

من الممكن أن يصاب الرجال بمرض سرطان الثدي و لكن بمعدلات أقل بكثير، حيث أن العلاج و العمليات الجراحية التي يتم إجراؤها على الرجال هي نفسها تلك التي يتم إجراؤها على النساء.

في هذا الدليل، سنقوم بمناقشة و شرح الخطط العلاجية لكل مريضة تم تشخيص إصابتها بمرض سرطان الثدي و ما الذي يمكن توقعه كمريضة قبل و بعد إجراء العملية الجراحية.

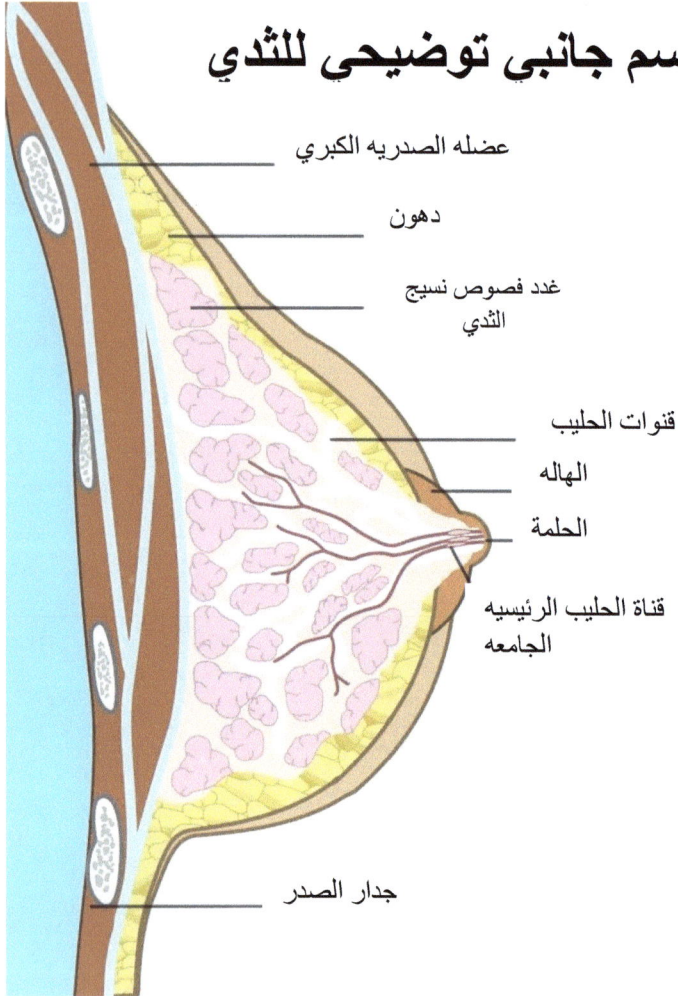

رسم جانبى توضيحى للثدي

عضله الصدريه الكبري

دهون

غدد فصوص نسيج الثدي

قنوات الحليب

الهاله

الحلمة

قناة الحليب الرئيسيه الجامعه

جدار الصدر

قبل البدء بالوصف التشريحي للثدي يجب معرفة أن التكوين الجسدي للنساء يختلف من امرأة إلى أخرى، كذلك يختلف الثدي من امرأة إلى أخرى و بالتالي فإنه لا يوجد نموذج ثابت للثدي أو كيف يجب أن يكون.

الوصف التشريحي للثدي

يقع الثدي في الجزء العلوي من جدار الصدر و يتشابه كلا الثديين من حيث الشكل و الموقع و لكن مع وجود اختلافات طفيفة جداً في الغالب. و بشكل عام يمتد الثدي من الخط الناصف للصدر إلى الإبط (Axilla) أو الذيل الأبطي الذي يعرف بذيل الثدي ('breast tail'). ويكون شكل الثدي عموماً مشابهاً لشكل الدمعة أو ألقطرة و يختلف الشكل حيث أنه يكون مخروطاً عند النساء بدون أطفال و متدلياً عند الأمهات.

يعد حجم الثدي متغيراً و ذلك وفقاً لتوزيع الدهون في الجسم حيث أن حجمه يزداد أو يقل حسب كمية الدهون في الجسم.

يحتوي الثدي الواحد على 20-15 جزءاً (أو قسماً) يفصلها النسيج الليفي حيث أن كل جزء يحتوي على غدد و كل غدة تحتوي على فصوص تعمل على تكوين الحليب و القناة التي تشبه الأنبوب تعمل على إدرار الحليب مروراً بالقناة الرئيسية و الحلمة ثم إلى فوهة منفصلة. من المهم ملاحظة إفرازات الحلمة حيث أنه يمكن معرفة من أي فوهة تأتي هذه الإفرازات.

يحتوي الثدي على الأوعية الدموية التي تعمل على إيصال الأكسجين و المواد المغذية إلى الثدي و يحتوي أيضاً على القنوات اللمف (lymphatic channels) و العقد اللمفية (lymph nodes) كجزء من الجهاز المناعي.

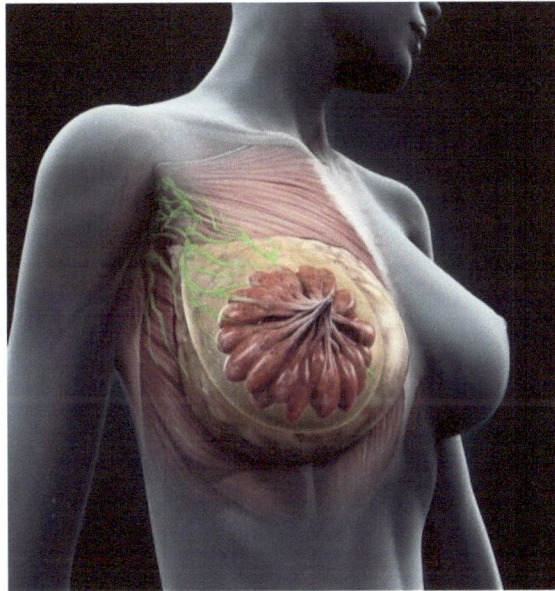

التصريف اللمفاوي للثدي (Lymphatic drainage of the breast)

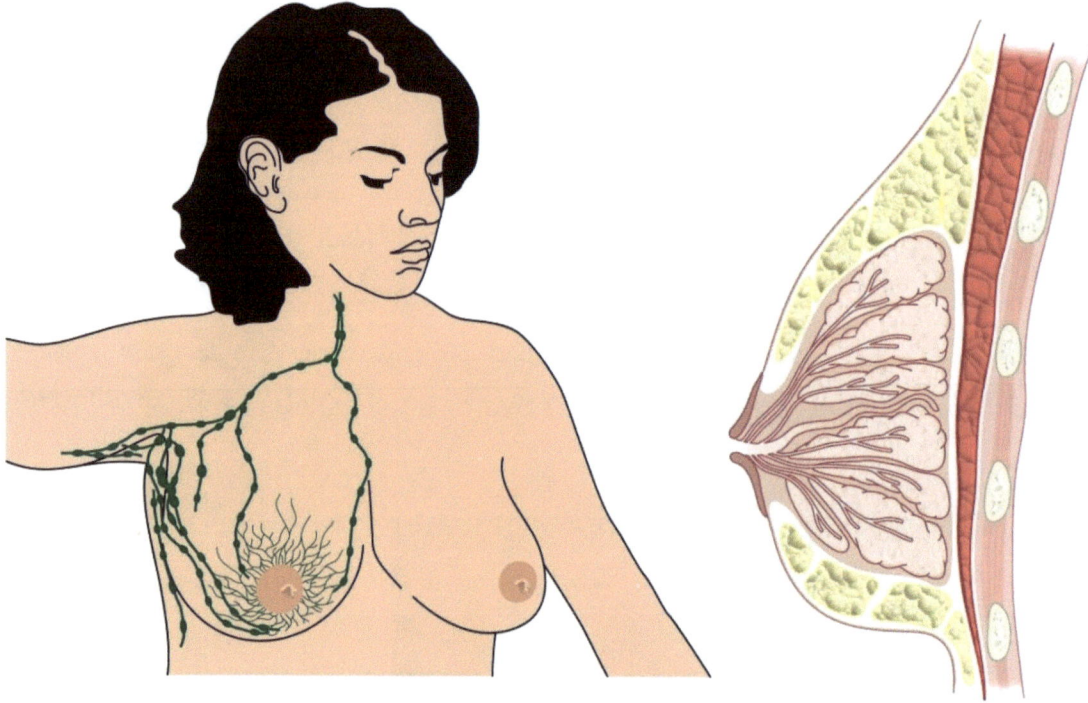

يمر ما يقارب الـ ٧٥٪ من التصريف اللمفي للثدي عبر الأوعية اللمفية إلى العقد اللمفية الأبطية الواقعة في الإبط وينتقل ٢٥ ٪ من هذا التصريف إلى العقد اللمفية الواقعة في منتصف عظمة الثدي.

تعمل العقد اللمفية في الإبط على استقبال التصريف اللمفي من الذراع و يؤدي حدوث أي اضطراب في العقد اللمفية الواقعة تحت الإبط إلى حدوث ورم في الذراع يُعرف بالوذمة اللمفية (lymphedema).

علامات الاصابه بمرض سرطان الثدي:

المقصود بالمصطلح "علامات" هي الأمور التي تمت ملاحظتها أو اكتشافها أو الشك بها من قِبلك أو من قِبل طبيب الأسرة قبل أو أثناء زيارتك الأولى إلى عيادة الثدي.

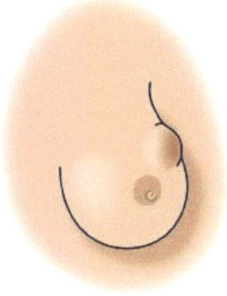

- **كتلة في الثدي**

أغلب المريضات اللاتي يعانين من مرض سرطان الثدي يقمن بزيارة الطبيب عند ظهور كتلة في الثدي.من المهم إجراء الفحص الذاتي للثدي لاكتشاف المرض في مراحله المبكرة من اجل نتائج أفضل.

- **تغيرات في الجلد**

من الممكن أن يشير الجلد الذي يغطي الثدي إلى وجود تغيرات قد تكون متعددة الاختلافات من الاحمرار أو ترصع أو خواص جلد البرتقال أو التقرحات الجلدية أو ورم (tumor fungation) مع إفرازات ذات رائحة كريهة. ("جلد البرتقال" يشير إلى القشر المسامي الخارجي لفاكهة البرتقال ألحمضية و لا يعني اللون)

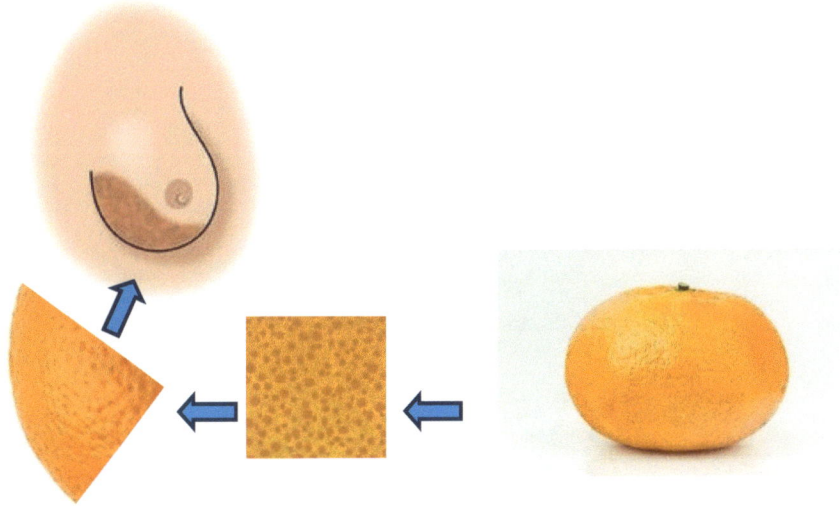

علامات الاصابه بمرض سرطان الثدي (يتبع):

- **التغيرات في هالة حلمة الثدي (Nipple-areola)**

هي إنذار هام جداً لوجود ضرر ما خاصة إذا كانت تغيرات حديثة العهد، على سبيل المثال: انكماش الحلمة أو انحراف الحلمة أو تسحج الهالة (areola excoriation) أو تغيرات مشابهة للأكزيما. (داء بادجيت - Paget's disease).

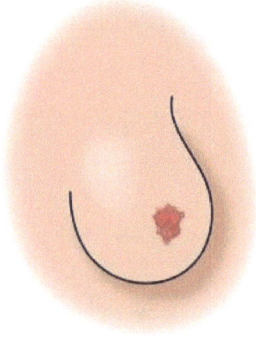

- **إفرازات الحلمة**

تعتبر إفرازات الحلمة من أحد علامات الإصابة بمرض سرطان الثدي، و لكن من المهم أيضاً ملاحظة لون الإفراز و محتواه و من أي فوهة في الحلمة يتم خروجه.

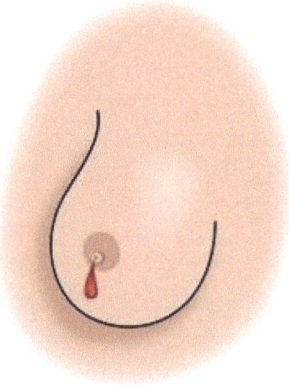

علامات الاصابه بمرض سرطان الثدي (يتبع):

- **ظهور كتلة تحت الابط (Axillary lump)**

عند بعض المريضات، من الممكن تطور مرض سرطان الثدي عند الإبط أو ذيل الثدي (Breast tail) (و هو جزء من الثدي الواقع تحت الإبط، أو العقد اللمفية الإبطية). و من المرجح أن يشير التضخم أو التوسع إلى انتقال الخلايا السرطانية إلى العقدة اللمفية الإبطية.

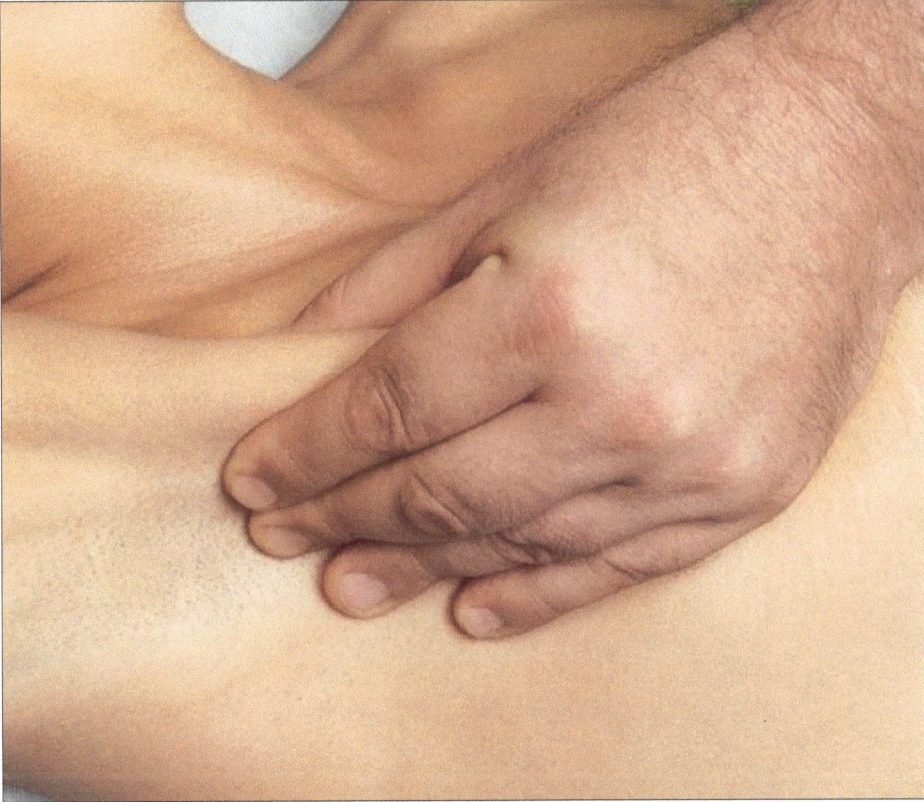

• نتائج فحص الماموغرام (التصوير الشعاعي للثدي) (Mammogram)

من الممكن أن تشير التغيرات التي تظهر في التصوير الشعاعي مثل التكلسات إلى التطور المبكر لسرطان الثدي. من الممكن معاينه التكلسات للثدي عن طريق اختزاعه.

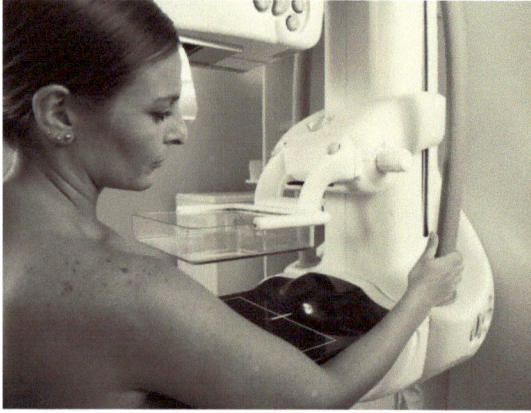

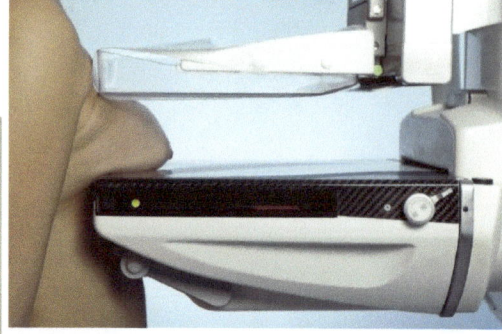

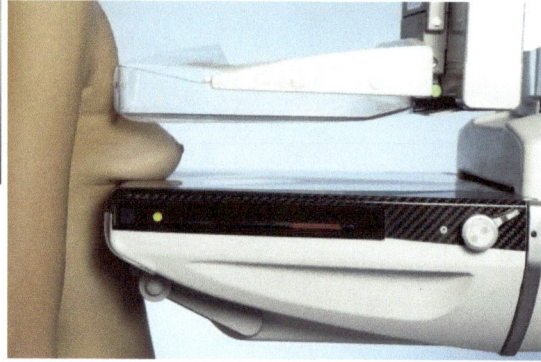

• أعراض ثانوية (Metastatic symptoms)

من الممكن أن تنتشر الخلايا السرطانية للثدي قبل ظهورها على شكل كتلة أو تغيرات في الجلد، كذلك تظهر أعراضها على مواقع ثانوية مثل العظم (الكبد أو الصدر أو ربما الدماغ).

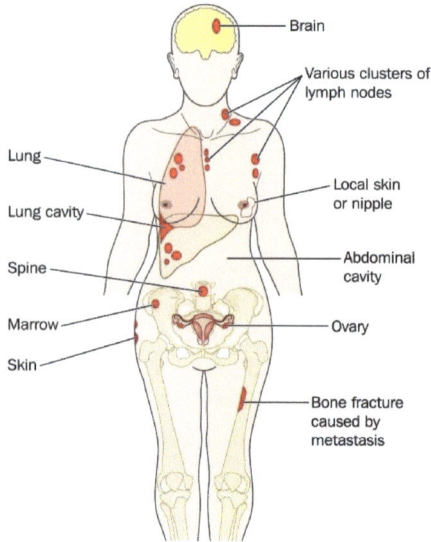

الفحص المبكر لسرطان الثدي:

تم انخفاض معدل الوفيات الناتجة عن هذا المرض بشكل كبير بعد فحوصات الكشف المبكر لسرطان الثدي. عادة ما تبدأ المعاينة من البروز المبكر لثدي في سن العشرين.

الفحص الذاتي للثدي:

هو من أرخص و أسهل الطرق للكشف المبكرعن سرطان الثدي، حيث يبدأ من سن العشرين. و بالنسبة للنساء في فتره ما قبل انقطاع الطمث فينبغي إجراء هذا الفحص كل شهر بعد مرور ٢-٣ أيام من الحيض أما بالنسبة للنساء في فترة ما بعد انقطاع الطمث فيجب إجراؤه في وقت محدد من الشهر. (راجعي صفحة ١٧ من هذا الكتيّب عن كيفية إجراء الفحص الذاتي للثدي).

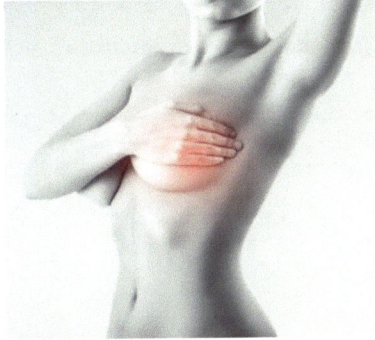

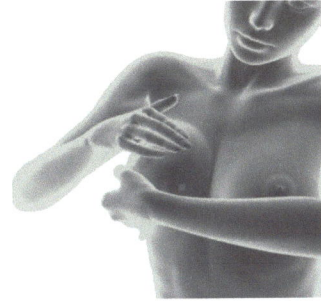

فحص الثدي من قِبل طبيب الأسرة:

عادة ما يبدأ الفحص السريري للثدي في عمر الأربعين أو قبل ذلك إذا كنتِ عُرضة للإصابة بهذا المرض (راجعي صفحة ٢٢ عن عوامل خطورة الإصابة بسرطان الثدي) أو إذا كنتِ قد لاحظتِ تغيرات في الثدي أثناء الفحص الذاتي. في حال إذا شك الطبيب بوجود أي علامة للسرطان فإنه سيتم طلب إجراء المزيد من الفحوصات باستخدام تصوير الثدي و عينه الثدي (biopsy).

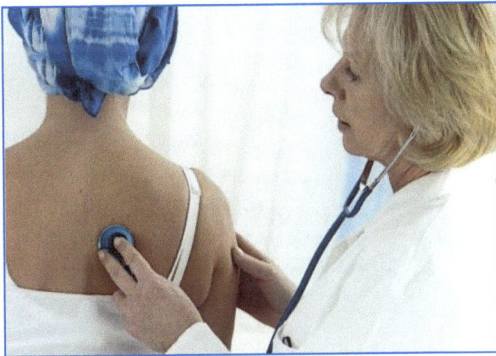

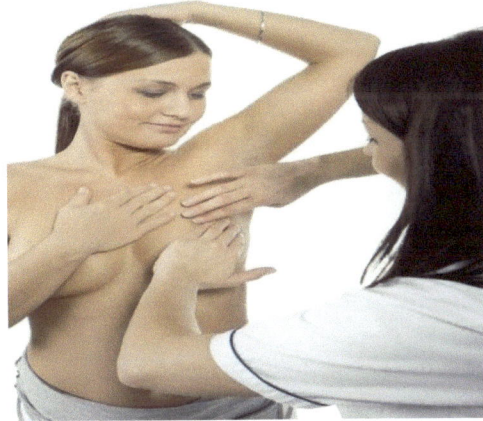

فحص الماموغرام (التصوير الشعاعي للثدي) (Mammogram)

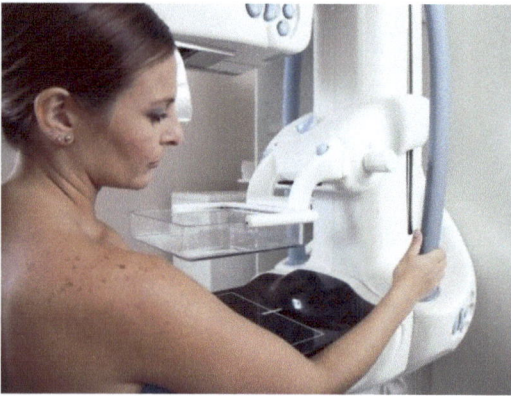

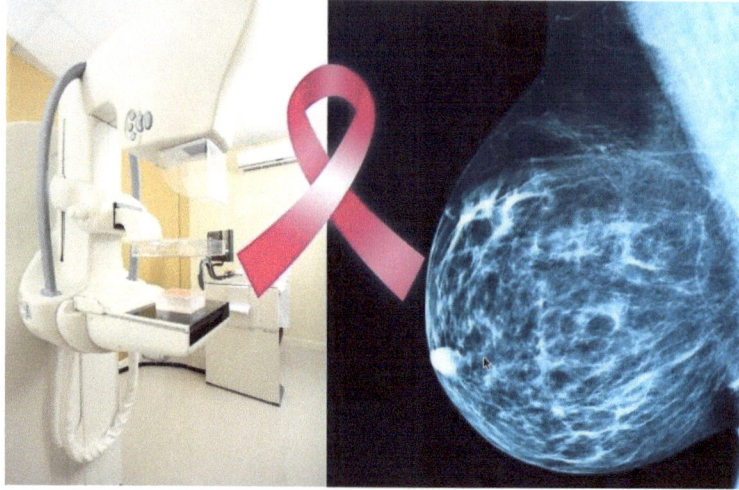

يعد الماموغرام من أهم الوسائل المستخدمة للكشف عن سرطان الثدي حيث يتم استخدامه للنساء في سن الأربعين أوقبل ذلك بخمسة سنوات في حال إذا كان هناك تاريخ عائلي لمرض سرطان المبيض أو الثدي. عادةً ما يتم إجراء التصوير الشعاعي (أو الماموغرام) في أكثر من جهة للثدي للحصول على رؤية أوضح مع أو بدون الموجات فوق الصوتية. من الممكن أن يتم أخذ خزعة من الثدي أثناء الفحص .

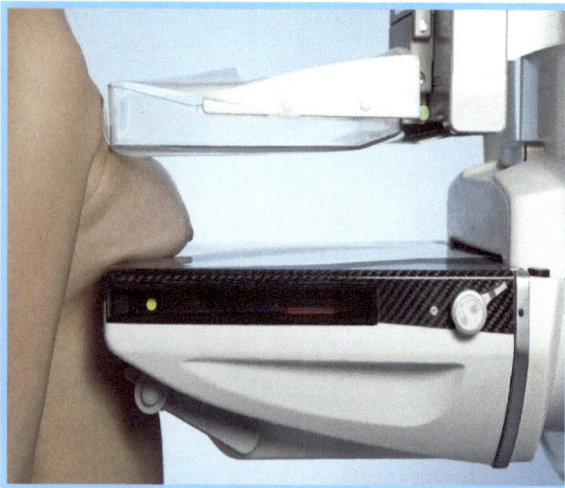

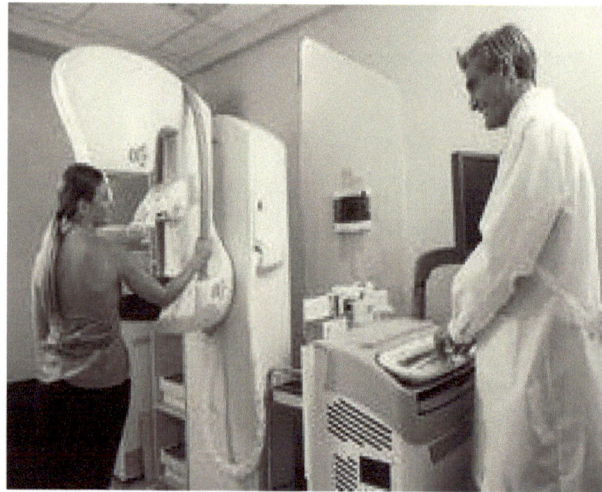

التصوير بالرنين المغناطيسي (MRI):

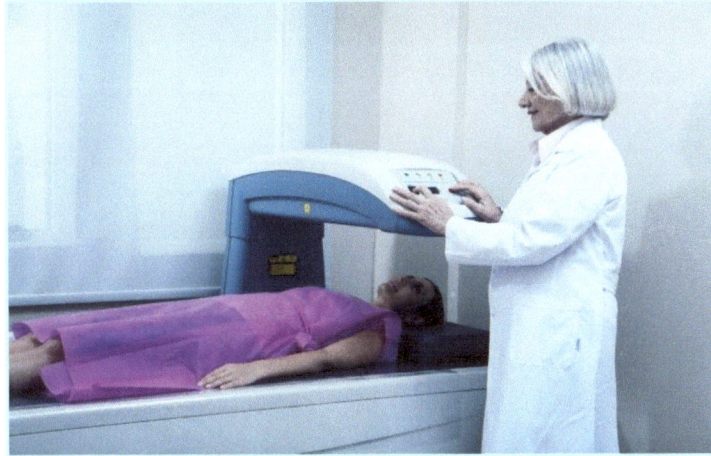

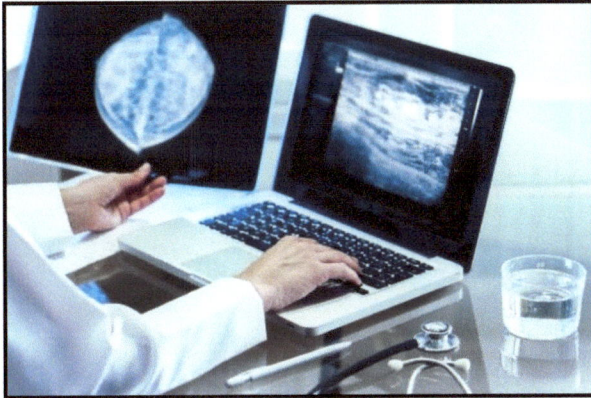

من النادر أن يتم استخدام التصوير بالرنين المغناطيسي لغرض الكشف عن سرطان الثدي، حيث أنه من الممكن أن يتم استخدامه بدلاً من الماموغرام في حال إذا كان الأخير يشكل خطراً على المريضة خاصة أثناء الحمل أو أن المريضة قد قامت بالفعل بالخضوع لعملية زرع الثدي، كذلك عندما يكون التصوير الشعاعي للثدي (أو الماموغرام) غير واضحاً نتيجة لعملية ترميم سابقة أُجريت له، أو إذا كان التصوير سلبياً بسبب وجود خلايا خبيثة منتشرة إلى الإبط أو أجزاء أخرى من الجسم أو في حال إثبات وجود سرطان فصيصي (lobular carcinoma).

الفحص الذاتي للثدي:

من المهم أن نتذكر ضرورة إجراء الفحص الذاتي للثدي في عمر مبكر عند تطور غدة الثدي، أي ما يقارب سن العشرين. في حال ملاحظة أي تغيرات غير طبيعية في الثدي فإنه من الضروري زيارة طبيب الأسرة لإجراء الفحوصات اللازمة أو أخذ صورة شعاعية للثدي أو خزعة لغرض الفحص.

يجب خلع الملابس من الأعلى و حتى منطقة الخصر و إزالة حمالات الصدر و القميص أو أي نوع من الملابس التي تغطي منطقة الثدي.

١) أنظري إلى كلا الثديين في المرآة.

أ ـ أبقِ ذراعيك نحو الأسفل ثم:

قومي بمقارنة كلا الثديين من حيث التشابه في الحجم (كلاهما متشابهان في الحجم) و الشكل.

ابحثي عن أي تكتلات واضحة و يمكن ملاحظتها بمجرد النظر إليها (من دون لمس)، كذلك ابحثي عن التغيرات الجلدية (كالاحمرار أو الترصع أو خواص جلد البرتقال أو التقرحات) و أيضاً التغيرات في الحلمة و فوهة الحلمة (مثل انكماش الحلمة أو انحراف الحلمة أو التغيرات المشابهة للأكزيما).

ب ـ ارفعي ذراعيك نحو الأعلى و ابحثي عن أي تكتلات غير واضحة في كلا الثديين و ذلك في النصف السفلي منهما و في منطقة تحت الإبط.

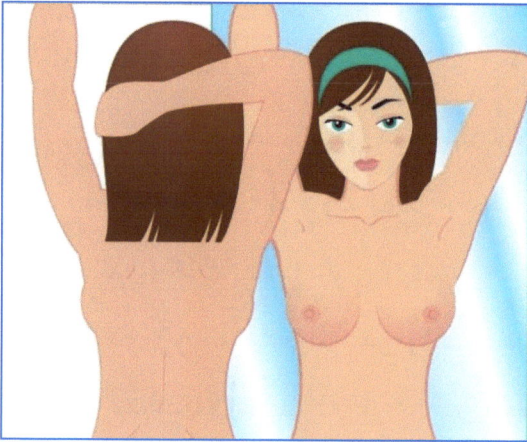

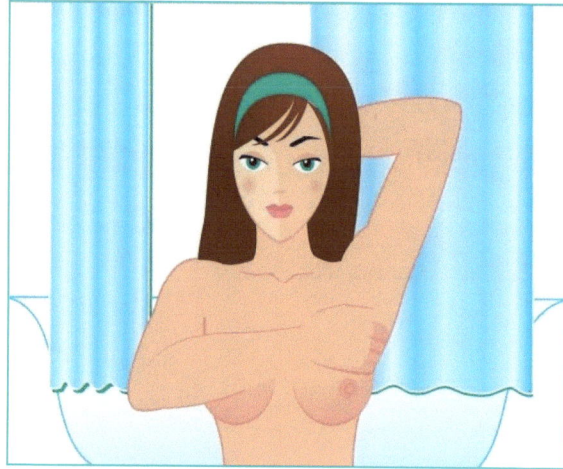

٢) قومي بالاستلقاء على السرير مع وضع شرشف صغير مطوي تحت كتفيكِ و ذلك لرفع الثديين و جعل الفحص الذاتي أسهل.

ضعي يدكِ اليمنى تحت رأسك و استخدمي أطراف أصابعك الثلاث المتوسطة من يدكِ اليسرى لفحص الثدي الأيمن.

قومي بفحص الثدي الأيمن عن طريق الضغط عليه باتجاه الجدار الصدري و في حركات دائرية مع عقارب الساعة حتى تصلي إلى فوهة الحلمة و التي يجب أن يتم فحصها بالضغط المباشر عليها لتجنب تضييع أي تكتلات موجودة، ثم قومي بفحص ذيل الثدي الواقع تحت الإبط.

بعد ذلك، قومي بفحص الإبط و ذلك بعد إبقاء ذراعك نحو الأسفل و بشكل مريح، ثم ابحثي عن أي كتلة سواء بالنظر أو باللمس.

كرري نفس الخطوة مع الثدي الأيسر و ذلك بوضع يدكِ اليسرى تحت رأسك و استخدام يدكِ اليمنى لفحص الثدي الأيسر ثم لفحص الإبط الأيسر.

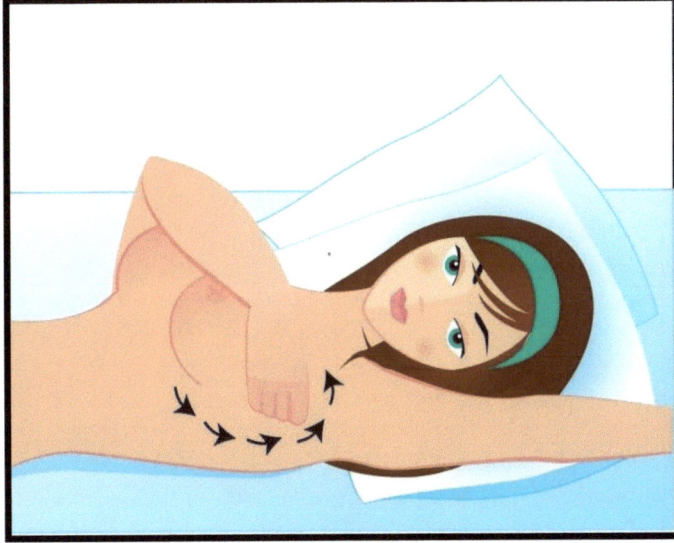

٣) تحققي من وجود إفرازات على الحلمة

دلكي الثدي باتجاه الحلمة ثم اضغطي على فوهة الحلمة ثم على الحلمة نفسها لتحفيز أي افراز تحتها. غالباً ما تلاحظ العديد من السيدات وجود إفرازات طبيعية حتى و لو كنّ غير حوامل أو مرضعات،

ما هو سرطان الثدي؟

يُعرف سرطان الثدي بوجود خلايا غير طبيعية نتجت من نسيج الثدي و نمت بسرعة كبيرة، حيث أن لديها القدرة على الانتشار إلى أجزاء أخرى من الجسم. تتطور تلك الخلايا غير الطبيعية بالتدريج عن طريق إحداث تغييرات طفيفة في الخلايا جاعلةً إياها مختلفة عن "الخلية الأم". لذلك، يعد الكشف المبكر عن هذا التغيرات مهماً جداً للمساعدة على منع هذه الخلايا من النمو و بالتالي منعها من الانتشار.

أنواع سرطان الثدي:

سرطان فصوص الثدي

١) **السرطان الفصيصي اللابد (Lobular carcinoma in situ)**

من المحتمل تطوره ليصبح سرطاناً لثدي بعد عشر سنوات. عادةً ما يتم اكتشافه عن طريق الصدفة و يكون موجوداً في كلا الثديين (صورة طبق الأصل)، و لا حاجة لإجراء عملية جراحية او العلاج الدوائي او العلاج الاشعاعي و لكن يجب المتابعة الدائمة عن كثب و ذلك عن طريق التصوير بالرنين المغناطيسي و أخذ خزعة للفحص.

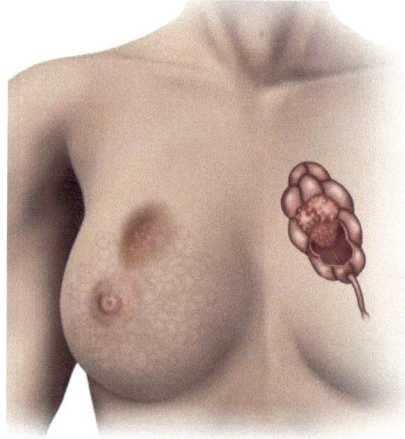

٢) **سرطان الفصيصي الغزوي (Invasive lobular carcinoma)**

تنشأ الخلية المسرطنة من الفص و تبدأ بالخروج منه. من المهم الخضوع للعلاج الطبي و الجراحي و العلاج بالإشعاع لهذا النوع.

<u>سرطان قنوات الثدي</u>

١) **السرطان القنوي اللابد (Ductal carcinoma in situ)**

تتمركز الخلية المسرطنة في داخل القنوات و عادة ما يكون إجراء العملية جراحية هو العلاج الوحيد اللازم مع او بدون العلاج الاشعاعي .

٢) **السرطان القنوي الغزوي (Invasive ductal carcinoma)**

هو من أكثر أنواع السرطان شيوعاً حيث أنه يحدث عندما يبدأ السرطان بالخروج من القناة مع قدرته الكبيرة على الانتشار إلى العقد اللمفية و من ثم إلى أبعد من ذلك. يحتاج هذا النوع إلى تدخل العلاج الدوائي و العلاج الجراحي و ربما العلاج بالإشعاع.

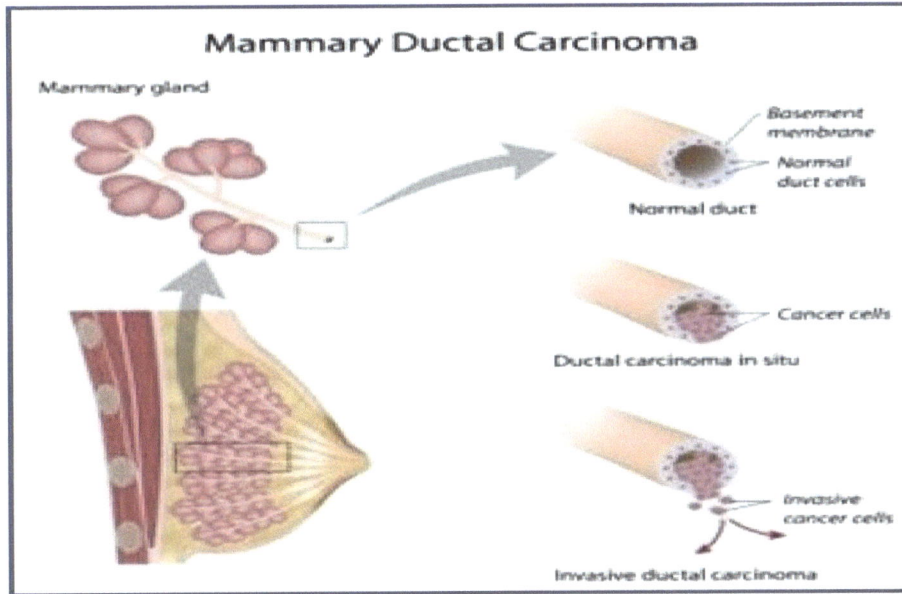

Mammary Ductal Carcinoma

Mammary gland

Basement membrane
Normal duct cells
Normal duct

Cancer cells
Ductal carcinoma in situ

Invasive cancer cells
Invasive ductal carcinoma

نقاط يجب معرفتها:

السرطان اللابد (Carcinoma in-situ) يعني خلايا سرطانية خبيثة لم تهاجر أو تنتشر أو تغزو أجزاء أخرى من نسيج الثدي أو الجسم بعد.

السرطان الغزوي (Invasive cancer) يشير إلى النمو السرطاني الذي من الممكن أن ينتشر إلى أجزاء أخرى من الجسم.

أنواع أخرى من السرطان:

١) سرطان الأوعية الدموية في الثدي :

الغرن الوعائي (Angiosarcoma) هو نوع خبيث نادر الحدوث و يبدأ من الأوعية الدموية الواقعة في داخل الثدي و في بعض الأحيان ينشأ بدون أي سبب يذكر (سبب رئيسي) أو قد ينشأ نتيجة للعلاج الإشعاعي الذي تم إجراؤه لاستئصال ورم سابق من الثدي (سبب ثانوي). عادةً ما يتم ملاحظته ككتلة حمراء أو زرقاء غامقة اللون تنمو بسرعة و من النادر أن تنتشر إلى العقد اللمفية الواقعة في الإبط.يُنصح بإجراء استئصال الثدي و ذلك بسبب ارتفاع معدل رجوع المرض مرة أخرى.

٢) سرطان العقد اللمفية في الثدي:

سرطان الغدد اللمفية (Lymphoma) هو مرض نادر الحدوث و يعد مرضاً يصيب كل او جزءاً من الغدد اللمفية. العلاج الأكثر شيوعاً لهذا النوع هو الإشعاع إذ أنه من النادر إجراء عملية جراحية للثدي في هذه الحالة.

٣) سرطان الحاجز الليفي (Fibrous septum) في الثدي :

الغرن الكيسي (Cystosarcoma Phylloides) هو ورم سريع النمو مع معدل تكراري مرتفع ،من النادر أن يتم انتشاره في خارج الثدي مع ارتفاع معدل حدوثه مرة أخرى. العملية الجراحية هي الخيار الوحيد.

عوامل خطورة الإصابة بمرض سرطان الثدي

- الحيض المبكر (قبل عمر ١٢ سنة) و انقطاع الطمث المتأخر (أو سن اليأس، بعد عمر ٥٥ سنة) كفيلان بجعل الثدي معرّض للهرمونات الأنثوية (مثل الأستروجين و البروجسترون) لفترة طويلة.
- عدم إنجاب الأطفال.
- الولادة الأولى في عمر متأخر (بعد سن الثلاثون).
- استخدام العلاج بالهرمونات البديلة على المدى البعيد.
- عدم الإرضاع من الثدي.
- وجود تاريخ شخصي لمرض السرطان الفصيصي اللابد ((lobular carcinoma in situ (LCIS).
- وجود تاريخ شخصي لمرض فرط التنسج القنوي اللانمطي (atypical ductal hyperplasia).
- وجود تاريخ شخصي لمرض سرطان المبيض.
- وجود تاريخ شخصي لسرطان الثدي.
- وجود تاريخ عائلي لسرطان الثدي و/أو سرطان المبيض، خاصة في أقارب الدرجة الأولى للمريضة (كالأخوات والأم) و أقارب الدرجة الثانية (كالعمات أو الخالات).
- وجود تاريخ شخصي أو عائلي لتحور جينات BRCA1/BRCA2
- اختزاع الثدي الذي حدث في السابق.
- تعرض الثدي للإشعاع.

ملاحظه:

وجود اي عامل من عوامل الخطوره لا يعني بالضروره لتكون سرطان الثدي ولكن يتوجب اخذ الحيطه و الحذر نظرا لارتفاع نسبه الاصابه .

مراحل الإصابة بسرطان الثدي

تشير درجة الإصابة بمرض سرطان الثدي إلى مستوى السرطان في جسدك

مراحل الإصابة بمرض سرطان الثدي
المرحلة الصفر
هي مرحلة مبكرة جداً من سرطان الثدي حيث لا يزال الورم متواجداً في داخل القناة أو الفص مع عدم تدخل العقد اللمفية في الإبط
المرحلة ١
هي مرحلة مبكرة من سرطان الثدي عندما يكون حجمه صغيراً و يبدأ بالخروج من القناة أو الفص و لكن يبقى محتجزاً في داخل الثدي مع عدم وجود تغيرات في الجلد و عدم تدخل العقد اللمفية الواقعة في الإبط.
المرحلة ٢
هي مرحلة أكثر تقدماً من مرض سرطان الثدي (و أكثر تقدماً من المرحلة الأولى) حيث أن الخلايا المسرطنة تبدأ بالانتشار في العقد اللمفية الواقعة في الإبط.
المرحلة ٣
هي مرحلة متقدمة من مرض سرطان الثدي مع وجود تغيرات في الجلد و تدخل العقد اللمفية الواقعة في الإبط.
المرحلة ٤
هي مرحلة متأخرة من مرض سرطان الثدي حيث تبدأ الخلايا المسرطنة بالانتشار في جميع أنحاء الجسم و أجزاءه مثل العظم، الرئة، الكبد و المبايض

متى يجب استشارة الطبيب:

- وجود تكتلات في الثدي أو الإبط.
- وجود إفرازات من الحلمة.
- انسحاب الحلمة إلى الداخل أو تغيرها.
- وجود تغيرات شبيهة بالأكزيما في الحلمة و فوهتها.
- تغيرات جلدية.
- تغير في حجم الثدي.
- إذا كان لديكي اي عامل من عوامل خطورة الإصابة بمرض السرطان.
- تغيرات غير طبيعية أثناء إجراء فحص الماموغرام.

يجب استشارة الطبيب عند ملاحظة أي تغيرات في الثدي أو الإبط. لا تتجاهلي أي كتلة في الثدي حتى و لو كانت صغيرة الحجم و استمري بإجراء الفحص الذاتي للثدي.

كيف سيتم تقييم امراض الثدي؟

● **تصوير الثدي**

يوجد هناك نوعان من وسائل تصوير الثدي ألا و هما الماموغرام و الموجات فوق الصوتية للثدي. يتم استخدام هذان النوعان بشكل متكرر حيث أنه من الصعب تحديد موقع التكتلات و حجمها بشكل دقيق و كذلك من الصعب تحديد أي تغيرات إضافية أخرى تحدث داخل الثدي إذ أنه يصعب الشعور بمثل تلك التغيرات. في بعض الأحيان سيطلب منكِ أخصائي الأشعة أخذ خزعة حتى يتم استكمال تقييم التكتلات.

توصية:

يجب الاستحمام في نفس اليوم الذي يتم فيه إجراء تصوير الثدي مع عدم وضع أي نوع من المستحضرات بعد الاستحمام مثل اللوشن أو الكريم أو البودرة أو مزيل العرق أو مساحيق التجميل أو العطور.

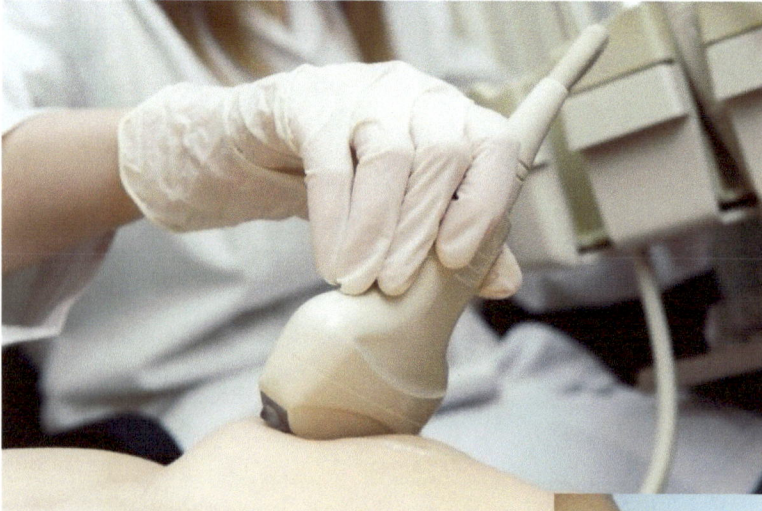

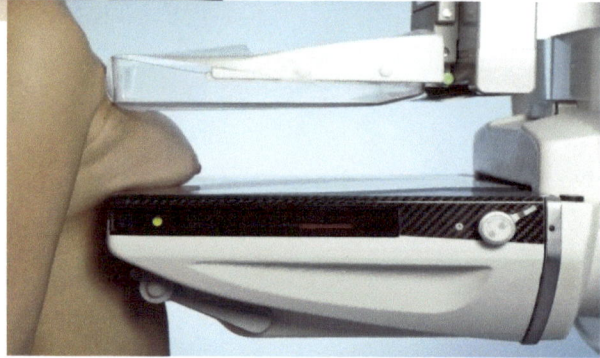

- **أخذ الخزعة (Biopsy)**

في حال إذا تم العثور على ورم داخل الثدي او العقد اللمفيه تحت الابط فإنه من الضروري أخذ خزعة لإثبات ما إذا كان هناك سرطان أم لا و كذلك لتحديد نوع السرطان الذي من الممكن أن تكوني مصابةً به. يتم أخذ الخزعة باستخدام إبرة خاصة و لكن دون الإحساس بأي ألم إذ أنه سيتم أخذها تحت التخدير الموضعي.

قد يتم وضع جسم معدني صغير(clip) غير محسوس في منتصف الكتله خلال اخذ العينه كي يسهل التعرف على مكان الورم في المستقبل.

توصية:

يجب إخطار الطبيب في حال إذا كنتِ تتعاطين أي نوع من العقاقير التي تسبب سيولة في الدم كالأسبرين و الوارفارين (Warfarin) و الهيبارين (Heparin).

بعد الانتهاء من أخذ الخزعة، قومي بالضغط الخفيف لعدة دقائق على موقع أخذ الخزعة في منطقة الإنتظار. إذا شعرتِ بأي ألم يمكنك تناول أي مسكّن للألم،يمكنك الاستحمام في اليوم التالي من العينه.

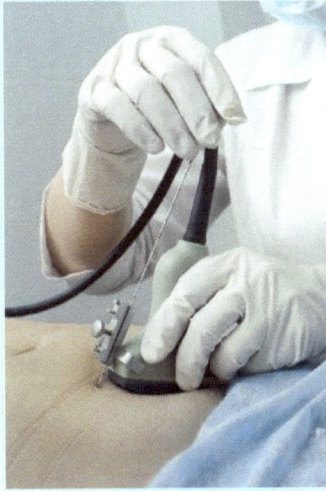

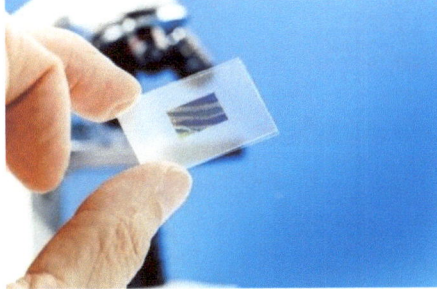

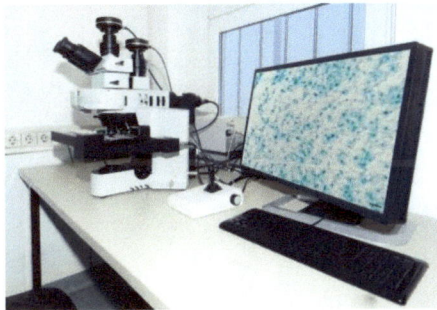

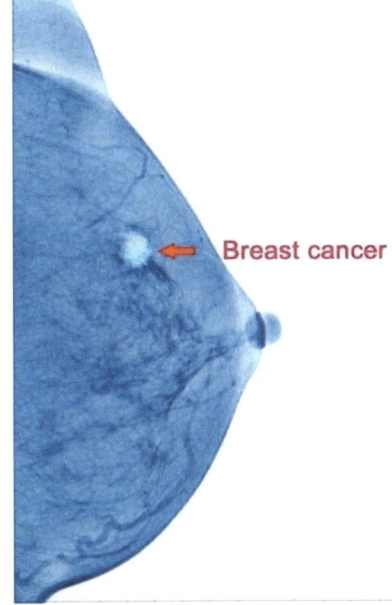

Breast cancer

الخطة العلاجية لسرطان الثدي

هنالك ثلاثه انواع من العلاج المستخدم لعلاج سرطان الثدي قد تستخدم جميع الانواع او بعض منها وذلك حسب نوع ومرحله السرطان .

● العلاج الجراحي:

جميع أنواع سرطان الثدي تحتاج إلى التدخل الجراحي للثدي و العقد اللمفية الواقعة في الإبط سواء قبل أو بعد البدء بتعاطي الأدوية. من المؤسف أن عدد قليل من المريضات يستبعدن خَيار التدخل الجراحي نظراً لمعاناة الكثير منهن من الأمراض المزمنه و بالتالي فإن التخدير العام يشكل خطورة على حياتهن.

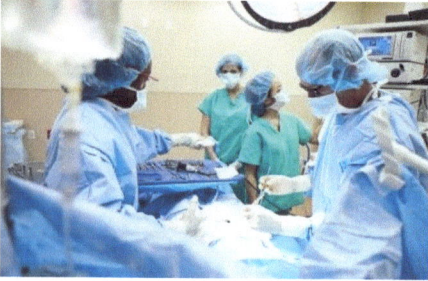

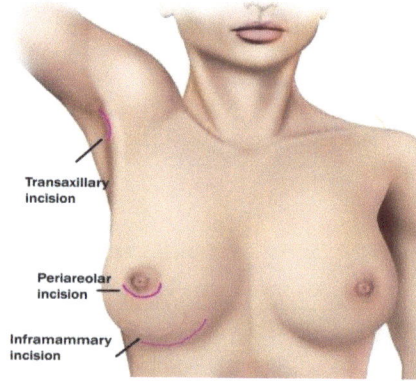

● العلاج الدوائي:

تستخدم الأدوية لتدمير الخلايا السرطانية ساعيةً إلى التقليل من خطورة عودة مرض السرطان مرة أخرى بعد العملية الجراحية أو للعمل على تقليل حجم الورم ليتم إزالته بسهولة عن طريق إجراء العملية الجراحية. يعتمد نوع الأدوية التي سيتم استخدامها على نوع السرطان في الجسم. سيقوم طبيب الأورام بمناقشة خطة العلاج التي يجب عليكِ اتباعها و ذلك وفقاً لتقرير التشريح المرضي الخاص بكِ.

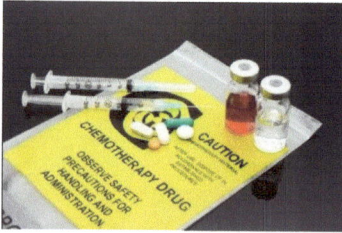

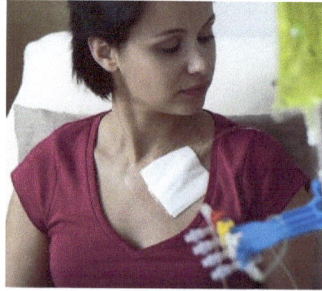

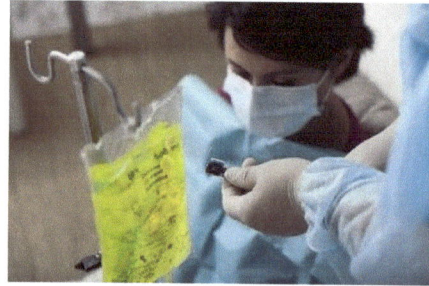

دليل المريض في معالجه سرطان الثدي

●   العلاج الإشعاعي:

يتم اللجوء إلى العلاج الإشعاعي بعد إجراء العملية الجراحية و ذلك للتقليل من خطورة عودة المرض مرة أخرى حيث أنه من الضروري إجراؤه للمريضات بعد الاستئصال الجزئي للثدي. او إذا كنتِ مصابة بمرحلة متقدمة من سرطان الثدي كما هو الحال في الورم الكبير أو تدخّل العقد اللمفية، فإنه من الضروري إجراء العلاج الإشعاعي.

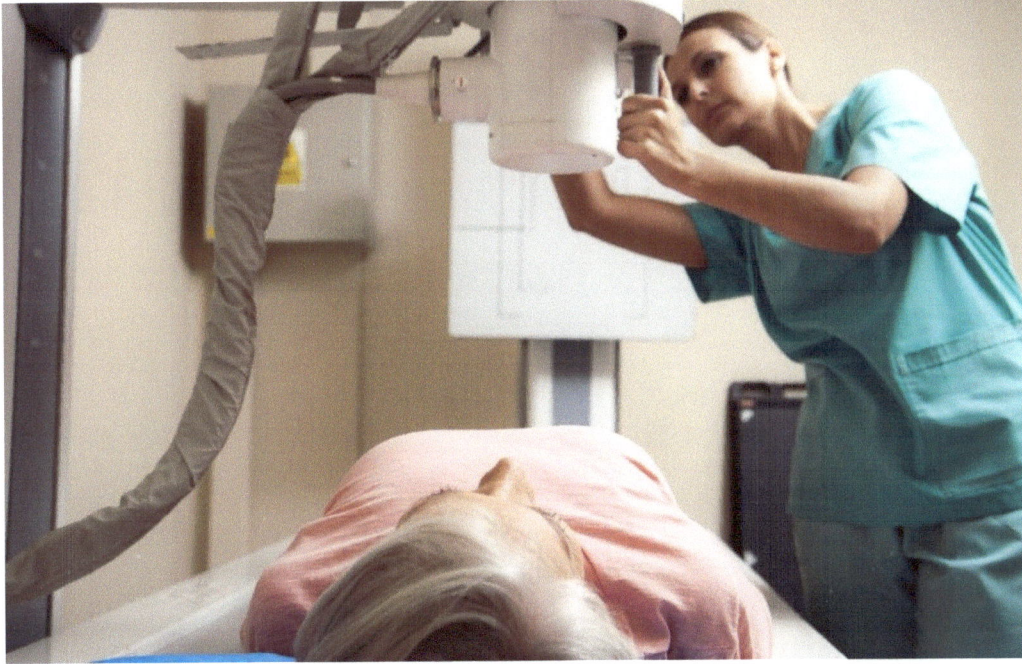

العلاج الجراحي لسرطان الثدي

العلاج الجراحي لسرطان الثدي

أ) العمليات الجراحيه لثدي

- **استئصال كامل لثدي:**

هو عبارة عن إزالة او استئصال كامل لنسيج الثدي.

دواعي الاستئصال الكامل لثدي :

١. ورم كبير (سريرياً أو إشعاعياً)

٢. أورام متعددة داخل الثدي

٣. عدم القدرة على إجراء العلاج الإشعاعي (بسبب الحمل أو وجود تاريخ إشعاعي لجدار الصدر أو رفض العلاج بالإشعاع أو مرض في الجلد)

٤. إذا كان استئصال الورم يؤدي إلى تشوه الثدي لصغر حجمه

٥. بعض أنواع سرطان الثدي مثل سرطان الثدي الإلتهابي و مرض بادجيت (Paget's disease).

ملاحظة: تبلغ نسبة خطورة عودة السرطان مرة أخرى اقل من ٥٪

أنواع عملية الاستئصال الكامل للثدي:

أ) الاستئصال الكامل للثدي مع نسيج الجلد (Simple mastectomy): و هو عبارة عن إزالة جميع أنسجة الثدي بالإضافة إلى الجلد المغطي له و مجموعة الحلمة و فوهتها. سيتم ظهور ندبة أفقية على جدار الصدر و يمكن أن يتم إجراء عملية ترميمية لثدي بعد مرور سنة واحدة او اكثر .

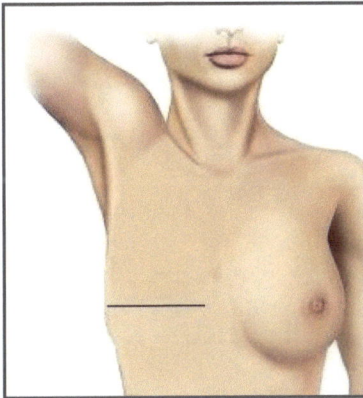

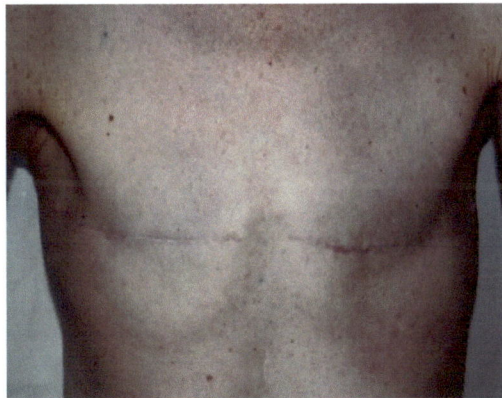

ب) الاستئصال الكامل للثدي مع الاحتفاظ بنسيج الجلد (Skin sparing mastectomy): و هو إزالة جميع أنسجة الثدي مع الاحتفاظ بالجلد المغطي له و تكون الندبة الناتجة عن ذلك إما أفقية أو عاموديه و سيمتلئ الجيب الناتج عن ذلك بكيس مملوء بسلكون أو موسِّع الأنسجة. ومنه نوعان :

- استئصال الثدي مع الاحتفاظ بالحلمة (Nipple sparing mastectomy): و هو إزالة جميع أنسجة الثدي مع الاحتفاظ بالجلد المغطي له و الحلمة و فوهتها .

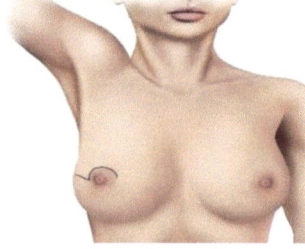

- استئصال الثدي مع عدم الاحتفاظ بالحلمة (Non nipple sparing mastectomy): و هو إزالة جميع أنسجة الثدي بالإضافة إلى مجموعة فوهة الحلمة مع الاحتفاظ بالجلد المغطي للثدي.

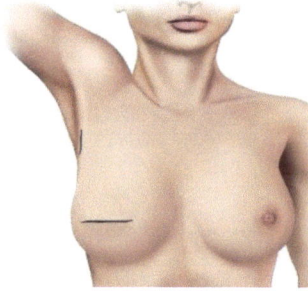

- *الاستئصال الجزئي للثدي*:
هي إزالة الورم مع اتخاذ هوامش واضحة لسلامة أنسجة الثدي الطبيعية، يتبع ذلك الخضوع للعلاج الإشعاعي. في بعض الأحيان يتم إخضاع المريضة للعلاج الكيميائي قبل العملية الجراحية و ذلك للتقليل من حجم الورم و جعله ملائماً لعملية استئصاله.

دواعي الاستئصال الجزئي للثدي:

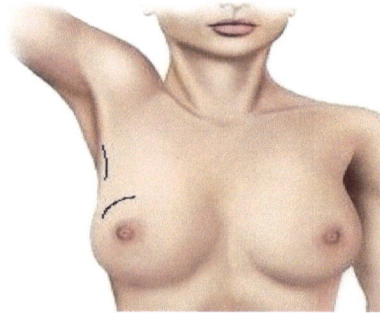

١. ورم صغير (سريرياً أو إشعاعياً)

٢. ورم واحد فقط في الثدي

٣. اكثر من ورم اذا كان في نفس المنطقه

٤. يمكن الخضوع للعلاج الإشعاعي

٥. لا تؤدي العملية الجراحية إلى تشوه الثدي.

ملاحظه : تبلغ نسبة خطورة عودة السرطان مرة أخرى ١٠-١٥%

أنواع الاستئصال الجزئي للثدي :

أ) <u>استئصال الورم المحسوس</u> هو عبارة عن إزالة الورم مع اتخاذ هوامش السلامة لأنسجة الثدي الطبيعية (لا حاجة لعملية جراحية ترميمية)

ب) <u>استئصال ربع الثدي</u> و هو عبارة عن إزالة ربع الثدي بأكمله (يجب إجراء عملية ترميمية فورية)

ج) <u>استصال الورم الغير محسوس:</u>

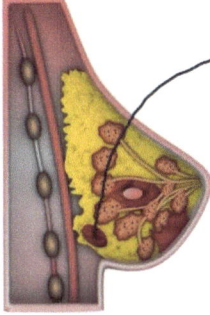

قد تكون بعض الكتل المتواجدة في الثدي واضحة و ملموسة

لدرجة أنه يسهل على الطبيب الجراح إزالتها أثناء العملية الجراحية،

و لكن بعض الكتل يمكن رؤيتها عن طريق الماموغرام فقط و

من الصعب لمسها أو الاحساس بها من قِبل الطبيب الجراح.

يوجد طريقتين لتحديد مكان الورم لتسهيل ازالتها من قبل الجراح :

*الطريقه الاولي: وهي الاكثر شيوعا ،وهي وضع سلك داخل الكتلة الغير محسوسة مع صور اشعاعيه مُرشدة لكي يسهل علي الجراح ازالتها حيث يتم ذالك في صباح اليوم المحدد لإجراء العملية في قسم الاشعه.

*الطريقه الثانيه: وهي وضع فص اشعاعي(Radioactive seed) حجمها كحجم حبه الأرز داخل الكتله الغير المحسوسة ويتم ذالك في قسم الاشعه قبل اجراء الجراحه بأسبوع الى اسبوعين حيث يسهل على الجراح تحديد مكان الورم (مع فص الاشعاعي) باستخدام جهاز خاص داخل غرفه العمليات .

● *العمليات الترميمية للثدي*

و هي عملية جراحية يتم إجراؤها لاستعادة الشكل و الحجم الطبيعي للثدي.

أ) الترميم الفوري و يعني إجراء العملية الترميمية أثناء العملية الجراحية لسرطان الثدي و ذلك إما بوضع موسّع الأنسجة (إذا تم التخطيط لإخضاع المريضة للعلاج الإشعاعي) أو زرع السيليكون (إذا لم يتم التخطيط لإخضاع المريضة للعلاج الإشعاعي) في حاله الاستئصال الكامل للثدي أو عن طريق ملء الفراغات بأنسجة الثدي في حاله الاستئصال الجزئي لثدي .

ب) الترميم المتأخر و يعني إجراء العملية الترميمية بعد الانتهاء من العملية الجراحية لسرطان الثدي و بعد إكمال العلاج و ذلك بعد سنة أو أكثر ، باستخدام السيليكون أو العضلات لاستعادة الشكل الطبيعي للثدي.

ب) العمليات الجراحيه للعقدة اللمفية في الإبط

من السهل الوصول الى العقد المفيه الواقعه تحت الابط من خلال جرح عمليه الثدي ولكن في بعض الاحيان يحتاج الجراح الي جرح اخر في منطقه الابط لكي يسهل الوصول الي هذه الغدد ناقشي الجراح عن مكان الجرح و كيفيه الوصول لهذه العقد.

هناك نوعان من عمليات العقد المفيه الابطيه

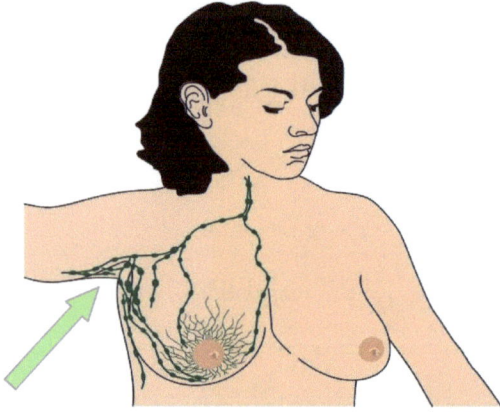

١. ***تنظيف كامل للعقد اللمفية الإبطية (Axillary lymph node dissection):*** و هو إزالة العقد اللمفية من الإبط كامله و التي تحتوي على خلايا سرطانية او اذا كان هناك اشتباه بإصابتها، من اكثر مضاعفات عمليات التنظيف الكامل للغدد هي الوذمه المفيه لذراع (arm lymphodema) .

٢. ***العقدة اللمفية الخافرة (Sentinel lymph node):***

و هي اول عقده اللمفية التي يمكن ان تستقبل خلايا الورم السرطاني و يمكن الكشف عنها أثناء العملية الجراحية لتجنب تنظيف الغدد المفيه الابطيه و بتالي تجنب الاثار الجانبيه كالوذمة اللمفية وتصلب مفصل الكتف.

يمكن الكشف عن اول عقده لمفيه باستخدام جهاز غاما (جهاز خاص) خلال العمليه الجراحيه ، بعد حقن فوهة الحلمة بمادة مشعة في نفس يوم العملية الجراحية. يتم إزالة العقدة اللمفية الخافرة أثناء العملية الجراحية ثم يتم إرسالها إلى أخصائي علم الأمراض حيث يتم الحصول على النتيجة في غضون ١٥إلى ٢٠ دقيقة خلال العمليه . إذا لم يتم العثور على خلايا الورم في العقدة اللمفية فإنه ليس هناك حاجة لإجراء عملية جراحية أخرى في الإبط، و لكن في حال إذا تم العثور على خلايا الورم فإنه قد يستوجب إجراء تنظيف لباقي الغدد الليمفاويه الابطيه،قد يتم تجاهل تنظيف باقي الغدد اللمفيه في بعض الاحيان وذالك على حسب نوع الورم و عدد الغدد الخافره المصابه،ناقشي طبيبك الجراح و طبيب الاورام في حاله اصابه الغدد الخافره بعد العمليه الجراحيه .

الجراحة الوقائية للثدي (Prophylactic breast surgery)

من الممكن تطبيق العملية الجراحية الوقائية على المريضات اللاتي يرتفع لديهن معدل خطورة الإصابة بالسرطان مثل وجود العامل الوراثي (BRCA 1,BRCA 2)و ذلك لتجنب تطور سرطان الثدي في المستقبل ، يتم إجراء العملية الترميمية في نفس وقت الجراحه الوقائيه.قومي بمناقشة مخاوفك و خيرات الجراحه مع طبيبكِ الجراح.

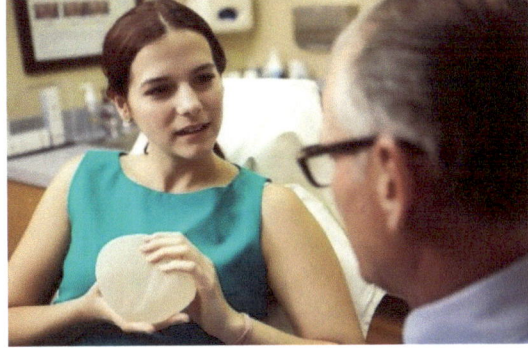

الثدي الصناعي (Prosthesis)

للنساء اللاتي لا يرغبن بالخضوع لعملية ترميمية في نفس وقت العملية الجراحية لسرطان الثدي فإنه من الممكن أن يتم إجراء تركيب عضو صناعي خاص على شكل السيليكون حيث يتم تركيبه في داخل حمالة الصدر و ذلك لإعطاء شكل مماثل للثدي الآخر. يوجد هناك أنواع من الأعضاء الصناعية المختلفة في البُنية و لون الجلد و ذلك لواحد من الثديين أو لكلاهما.

اسألي طبيبكِ عن تلك الأعضاء.

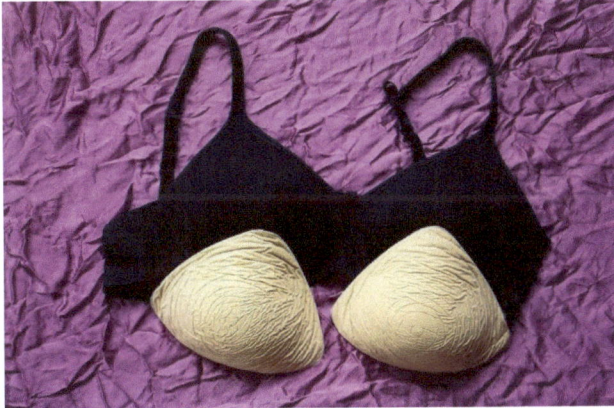

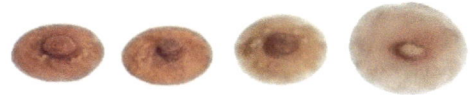

مضاعفات العملية الجراحية للثدي:

- **تجمع دموي (Hematoma):** و هو تراكم الدم تحت الجلد و عادة ما يحدث ذلك خلال الأربع و عشرون ساعة بعد العملية.يمكن معالجه هذا التجمع الدموي بدون تدخل جراحي في حاله اذ كان بسيطا ،اما في حاله التجمع الدموي المتوسط او الكثير فانه من الافضل التدخل الجراحي لتوقيف النزف.

- **كدمات في الجلد:** و هو تغير يحدث في الجلد مع تبدل لونه إلى اللون الأزرق، و سيختفي هذا اللون تدريجياً و من تلقاء نفسه.

- **التورم المصلي (Seroma):** و هو تراكم السوائل المصلية تحت الجلد و عادة ما يحدث ذلك بعد أسبوعين من العملية الجراحية، و يتم الشفاء من ذلك في غضون عدة شهور.من المهم معرفه ان التجمع المصلي(seroma)هو نوع من تفاعل الجسم للعمليه الجراحيه بالثدي و ليس معناه رجوع السرطان مره اخري

- **الالتئام السيء لنسيج الندبة(ندبه قبيحه) مثل الندبة الجدرية أو الضخامية (keloid or hypertrophic scar)،** يمكن حدوث ذلك في أنواع معينة من الجلد.

- **تلوث والتهاب الجرح.**يمكن التقليل من نسبه تلوث الجرح بالاستحمام قبل العمليه الجراحيه،المضادات الحيويه،وتنضيم السكر بالدم اذا كنت تعانين من مرض السكر.

- **تصلب الكتف** أو عدم القدرة على تحريك مفصل الكتف و ذلك بسبب التشريح الإبطي، و يمكن تجنب حدوث تلك المشكلة عن طريق الخضوع للعلاج الطبيعي.

- **تجنح الكتف (Winging of the scapula):** و هذه مشكلة نادرة جداً و تحدث عند إصابة العصب أثناء العملية الجراحية أو عند اجتياحه من قبل ورم الثدي.

- **النخر الجلدي(Skin necrosis):** من النادر حدوث ذلك بشكل أساسي في السدائل الرقيقة جداً من الجلد و خاصة لدى المدخنين حيث سيتحول الجلد إلى اللون الأزرق في بداية الأمر ثم إلى اللون الأسود. يعد التدخل الجراحي لإزالة الجلد الميت من الأمور بالغة الأهمية حيث يتم بعد ذلك إغلاق الجرح عن طريق رقعة جلدية.

- **الوذمة اللمفية لذراع (arm lymphedema):** و هي تراكم اللمف داخل الذراع حيث يظهر ذلك على شكل تورم منتشر في كامل الذراع و يكون ذلك بمثابة أحد مضاعفات العملية الجراحية للعقدة اللمفية في الإبط. يمكن تجنب حدوث ذلك بالزيارة المتكررة للطبيب مع الخضوع للعلاج الطبيعي.

العلاج الدوائي لسرطان الثدي

العلاج الدوائي لسرطان الثدي

يوجد هناك العديد من الأدوية التي يتم وصفها لمرضى السرطان على أن يتم إعطاءها لهم باعتبارهم مرضى الغير منومين، يتم إعطائهم هذه الأدوية اما قبل إجراء العملية الجراحية لتساعد على تحسين الورم و جعله قابلاً للجراحة،و كذلك تعمل تلك الأدوية على تقليل حجم الورم. او يتم إعطاء هذه الأدوية للمريض بعد إتمام العملية الجراحية لقتل أي خلية سرطانية منتشرة في الدم.

العلاج الكيميائي

- يستخدم هذا العلاج كدواءً مضاداً للسرطان حيث يعمل على قتل الخلايا المسرطنة في جميع أنحاء الجسد، و يتم إعطاؤه للمرضى الغير المنومين و ذلك من خلال توصيله في الوريد.

- يتم استخدام ما يقارب المائة نوع من العلاجات الكيميائية إذ سيقوم طبيب الأورام الخاص بك باستخدام ٢ إلى ٣ أنواع من الأدوية و مزجها و إعطائها في دورات لنتيجة أفضل.

- سيقوم طبيب الأورام الخاص بك بفحصك و مراجعة التقرير المرضي الخاص بك حتى يعطيك المجموعة الملائمة من العلاجات الكيميائية إذ يتم إعطائها قبل العملية الجراحية أو بعدها.

- في حال إذا قررتِ الخضوع للعلاج الكيميائي قبل إجراء العملية الجراحية فيجب أن يتم ذلك عادةً خلال ٣ أشهر و في ٢ إلى ٤ دورات أسبوعية، كذلك من الممكن استخدام بعض أنواع العلاج الكيميائي بصورة أسبوعية. قد يكون هناك حاجة لإجراء العديد من الفحوصات الدموية و الصور قبل البدء بإجراء العلاج الكيميائي.

- خلال العلاج، سيقوم الطبيب بتقييم مدى الإستجابة حيث سيتم فحص الثدي لتحديد ما إذا كان الورم يتقلص أم لا، و من الممكن أن يتم أخذ صور أشعة إضافية، بعد ذلك سيتم تحويلك إلى الطبيب الجراح لإجراء العملية الجراحية بعد ٣ أسابيع من الجرعة الأخيرة للعلاج الكيميائي.

- في حال إعطاء العلاج الكيميائي بعد العملية الجراحية فإنه عادة ما يبدأ بعد ٢ إلى ٣ أسابيع بعد الشفاء من العملية و قبل العلاج الإشعاعي، و يستغرق حوالي ٣ أشهر. و في أثناء العلاج الكيميائي سيتم إجراء فحوصات منتظمة للدم و قد يقوم الطبيب بتغيير نوع العلاج الكيميائي إلى نوع آخر في حال عدم وجود إستجابة للعلاج أو في حال إذا ازداد المرض سوءاً.

- عند مواجهة صعوبة في العثور على الأوردة الدموية الخاصة بك فإنه من الجيد وضع أداة شبيهة بالأنبوب تُعرف ب "port-a-cath" (مغطاة بالجلد بشكل كامل و لا تتطلب العناية) أو أداة أخرى تُعرف ب "Hickman catheter" (معلقة على السطح الخارجي للصدر) في وريد كبير. يتم إدخال تلك الأدوات بواسطة الطبيب الجراح حيث يكون لها مدخلاً إلى الجلد يسمح بإعطاء الأدوية الخاصة بالعلاج الكيميائي من خلالها، كذلك يعد وجود تلك الأدوات آمناً حيث يمكنك العودة إلى المنزل معها و تبقى إلى حين الإنتهاء من العلاج الكيميائي حيث يمكن إزالتها بعد ذلك.

ما المتوقع حدوثه بعد العلاج الكيميائي؟

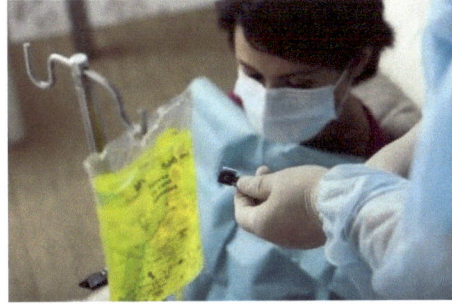

توضح القائمة أدناه ما الذي يمكن توقعه بعد الإنتهاء من العلاج الكيميائي. تأكدي من أن الأطباء و الممرضات يقومون بواجبهم بالعناية بك قبل و بعد العلاج حيث يعد ذلك واجباً عليهم. لا تبقِ صامتة حيال ما تواجهينه من مشكلات .

- **فقر الدم:** يتحسن فقر الدم بعد عدة أشهر من العلاج الكيميائي.
- **انخفاض عدد خلايا الدم البيضاء**، حيث يجعلك ذلك أكثر عرضة للعدوى و سوف يتحسن الوضع بعد ٣ إلى ٤ أسابيع من الجرعة الأخيرة للعلاج الكيميائي.
- **انخفاض عدد الصفائح الدموية:** سوف تعاني بشكل أكبر من النزيف في اللثة أو مع البراز أو مع البول.
- **فقدان الشعر:** و هو من الآثار الجانبية الواضحة للعلاج الكيميائي حيث تعد خلايا بصيلات الشعر من أكثر الخلايا حساسية للتأثير السام للعلاج الكيميائي، و لكن سينمو الشعر مرة أخرى بعد أسابيع قليلة من الإنتهاء من العلاج الكيميائي.
- **الغثيان و القيء:** سوف يختفي ذلك بعد ٣ أسابيع من الجرعة الأخيرة للعلاج الكيميائي.
- **تغيرات في التذوق:** حيث سيعود التذوق إلى طبيعته بعد عدة أسابيع (٤ إلى ٨ أسابيع تقريباً).
- **الشعور بالإعياء و التعب:** و ذلك لأن قوة العضلات أصبحت ضعيفة، و لكن سوف تستعيدين قوة عضلاتك تدريجياً. حاولي المشي يومياً مع شخص يمكنه مساعدتك إن احتجتِ إلى ذلك.
- **الشعور بالخدر:** و ذلك بسبب تأثر الأعصاب بالعلاج الكيميائي و لكن سوف تعود إلى طبيعتها بعد عدة أشهر أو قد يستغرق ذلك سنة كاملة بسبب بطء نمو الأعصاب مرة أخرى.
- **تغيرات في الأظافر:** حيث تصبح أكثر هشاشة و قتامةً و جفافاً و تتكسر بسهولة نتيجة إلى ذلك. احرصي على قص أظافرك باستمرار و بحذر دون جرح أصابعك و حاولي بدفع الجلد الميت حول الأظافر (نسيج محيط بقاعدة الظفر) بدلاً من قصه. من المهم تجنب جلسات العناية بالأظافر في المراكز التجميلية و الصالونات خلال هذه الفترة نظراً لخطورة الإصابة بعدوى أو التهاب حيث أنه من الصعب علاج الأمراض المعدية أثناء العلاج الكيميائي، لذلك يجب عليك تجنب الذهاب إلى صالونات العناية بالأظافر.
- **الاثار الجانبيه على نسيج الدماغ**: و يعني ضعف الذاكرة و عدم القدرة على التركيز و عدم القدرة على تذكر أماكن وضع الأشياء. من الأفضل أن تقومي بوضع دفتر مذكرات مع قلم إلى جانبك و كتابة

ملاحظات بالأشياء التي فعلتِها و الأماكن التي قمتِ بوضع الأغراض فيها. يمكن أن تستعيني بأفراد العائلة أو الزوج لمساعدتك خلال هذه الفترة على التذكر و اطلبي من أحد ما أن يبقى معك لمساعدتك في الاعتناء بالعائلة. استخدمي تقويماً لكتابة ملاحظاتك عليه و قومي بمهمة واحدة فقط في آن واحد و استعيني بالقراءة. من المحتمل أن يتلاشى تأثير العلاج على نسيج الدماغ بعد شهور عدة من العلاج الكيميائي.

متى يجب عليّ الذهاب إلى غرفة الطوارئ؟

- عند ارتفاع درجة حرارة الجسم لأكثر من ٣٨ درجة أو إذا واجهتِ حمى و قشعريرة.

- تقرحات و بقع جديدة في الفم أو تورم اللسان أو نزيف اللثة.

- جفاف أو حرقان أو حكة في الحنجرة أو تورم الحنجرة.

- سعال جديد أو مستمر و ينتج عنه مخاط أو بلغم.

- تغيرات في وظيفة المثانة بما في ذلك الزيادة في عدد مرات التبول أو الاستعجال في ذلك أو الشعور بالحرقة أثناء التبول أو وجود دم في البول.

- تغيرات في وظيفة الجهاز الهضمي بما في ذلك حرقة في المعدة أو الغثيان أو التقيؤ أو الإمساك أو الإسهال حيث يستمر ذلك لفترة أطول من يومين أو ثلاثة أيام، أو وجود دم في البراز.

العلاج الهرموني:

تعد بعض أنواع سرطان الثدي حساسة جداً للهرمونات الانثويه كالأستروجين و البروجسترون، كذلك فإن بعض أنواع السرطان تعد حساسة بشكل كبير جداً لهذه الهرمونات.

يتم استخدام بعض أنواع الأدوية (العلاج الهرموني) للوقاية من تأثير الأستروجين على الورم و بالتالي فإن الورم سوف يتقلص و يصبح أصغر حجماً، و يتم إعطاؤه كقرص دواء قبل العملية الجراحية و ذلك في حالة عدم تحمل المريضة للعلاج الكيميائي و خاصة للنساء في مرحلة ما بعد انقطاع الطمث لمدة لا تقل عن الستة أشهر مع الزيارات المتكررة لأخصائي الأورام و ذلك لإجراء الفحوصات الجسدية و أخذ صور الأشعة لتقييم مدى الإستجابة للعلاج الهرموني. من الممكن إعطاء العلاج الهرموني بعد إجراء العملية الجراحية بخمس ل عشر سنوات و ذلك للتقليل من خطورة إصابة الثدي نفسه أو الثدي الآخر بالسرطان مرة أخرى.

الآثار الجانبية للعلاج الهرموني:

- أعراض انقطاع الطمث مثل الهبات الساخنة و التعرق الليلي و خفقان القلب و القلق و اضطراب النوم و التعب.
- تصلب المفاصل و من الممكن حدوث ألم أو جفاف في المهبل.
- سرطان بطانة الرحم.
- فقدان العظام و الذي قد يؤدي إلى تكسر العظام و هشاشتها. من الممكن أن يوصي الطبيب بإجراء مسحاً ضوئياً للعظام قبل البدء بالعلاج، أيضاً قد يكون هناك حاجة لأخذ مكملات دوائية مثل أقراص الكالسيوم و فيتامين د.

العلاج المستهدف:

حالياً هناك نوعان من العلاج المستهدف في المستشفى و هما (Herceptin كذلك يعرف ب Trastuzumab) و (Tykerb أو lapatinib) و نسبة نجاح كلاهما كبيرة على المريضات ذوات المستقبِل الإيجابي لسرطان الثدي (HER2/neu) و عادة ما تُعطى مع العلاج الكيميائي عن طريق الوريد قبل أو بعد العملية الجراحية.

المتابعة مع طبيب الأورام:

بعد الإنتهاء من العلاج الطبي، يقوم طبيب الأورام بمتابعة حالتك بصورة منتظمة لمدة ٥ إلى ١٠ سنوات.

في كل زيارة، يسألك طبيب الأورام ما إذا كنتِ تعانين من أعراض جديدة، احرصي على إخباره بكل شيء لاحظتِه مؤخراً و استفسري عن مخاوفك و الأسئلة التي تدور في بالك و لا تشعري بالإحراج حيث سيقوم بطلب إجراء فحوصات للدم و أخذ صور الأشعة في الزيارة القادمة لك.

راجعي مع طبيب الرعاية الصحية الأولية القريب من المنزل و أطلعيه بحالتك الصحية و تابعي مستويات ضغط الدم و السكري و الكولسترول أو أي أمراض معدية أو التهابات قد تحدث لكِ.

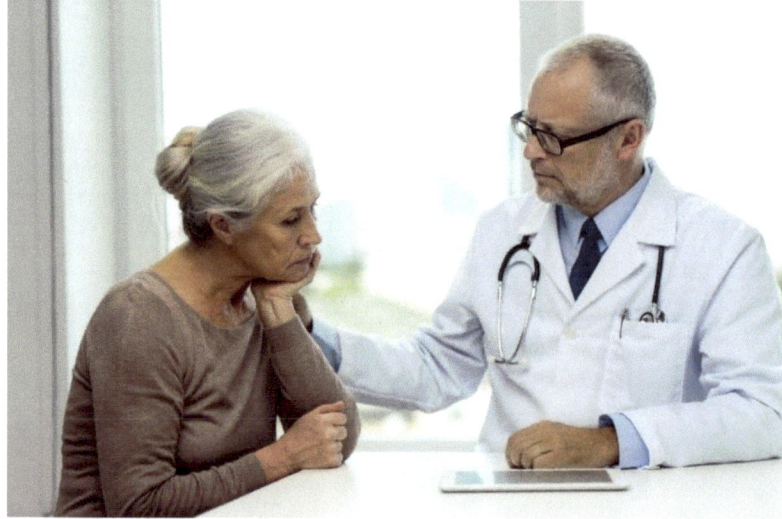

العلاج الإشعاعي لسرطان الثدي

العلاج الإشعاعي لسرطان الثدي

العلاج الإشعاعي هو إشعاع خارجي ذو طاقة عالية و يستخدم لتدمير الخلايا المسرطنة و تقليل خطورة الإصابة بالسرطان مرة أخرى سواء في الثدي أو الصدر أو العقد اللمفية. لا يعد العلاج الإشعاعي مشعاً و بالتالي فإنه آمن حيث يمكنكِ البقاء مع أطفالك و عائلتك بعد كل يوم من العلاج.

هل تحتاج كل مريضة سرطان للخضوع إلى العلاج الإشعاعي؟

لا، بعض المريضات يحتجن للعلاج الإشعاعي في الحالات التالية:

- **بعد عملية الاستئصال الجزئي للثدي**

إذا قمتِ بإجراء عملية الاستئصال الجزئي للثدي فإنه ينصح بالخضوع للعلاج الإشعاعي للثدي بعد حوالي شهر واحد من العملية، إلا في حال إذا كنتِ تتلقين العلاج الكيميائي، حيث أنه في تلك الحالة يتم إجراء العلاج الإشعاعي بعد العلاج الكيميائي.

- **بعد عملية الاستئصال الكامل للثدي**

تخضع بعض النساء للعلاج الإشعاعي بعد عملية استئصال الثدي، و ذلك إذا كان:

- ❖ السرطان كبيراً أو هجومياً
- ❖ هناك خلايا مسرطنة قريبة من أطراف أنسجة الثدي التي تمت إزالتها من قبل.

- **للعقد اللمفية**

في حاله اصابه بعض العقد اللمفية الابطيه بالسرطان.

كيف يتم إعطاء العلاج الإشعاعي؟

١) يتم إعطاء العلاج الإشعاعي في المستشفى و تحديداً في قسم العلاج الإشعاعي و ذلك يتم بصورة يومية لمدة ٦ أسابيع، كل جلسة علاجية تستمر حوالي ١٥ إلى ٢٠ دقيقة خلال الاسبوع مع الراحة خلال عطلة نهاية الأسبوع.

٢) في زيارتك الأولى لقسم العلاج الإشعاعي، سيُطلب منكِ إجراء أشعة مقطعية أو الاستلقاء تحت جهاز حيث يقوم بأخذ الأشعة السينية للمنطقة المراد علاجها.

٣) يتم تحديد علامات على الجلد لإظهار المكان الدقيق حتى يتم توجيه الأشعة عليه بواسطة أخصائي التصوير بالأشعة (الأشخاص الذي يقومون بتزويدك بالعلاج)، و كذلك عادة ما يتم تحديد علامات دائمة على الجلد (الوشم) و يتم عملها فقط بعد أخذ الإذن منك، حيث قد يعطي تحديد تلك العلامات شعوراً غير مريحاً و لكنها تضمن إعطاء العلاج في المنطقة الصحيحة.

٤) في زيارتك الأولى سيقوم الطبيب بشرح كيفية إعطاءك العلاج الإشعاعي و ما هي الآثار الجانبية المحتملة لذلك. احرصي على طرح الأسئلة التي تشعرك بالقلق و في حال إذا كنتِ حامل فيجب عليكي إخبار الطبيب بذلك قبل البدء بالعلاج الإشعاعي.

كيف يمكنني البدء بالخضوع لجلسات العلاج الإشعاعي؟

في بداية كل جلسة سيقوم مصور الأشعة بوضعك على السرير بعناية و التأكد من شعورك بالارتياح. و في أثناء العلاج ستكونين بمفردك في الغرفة و لكن يمكنك التحدث إلى المصور عبر جهاز الاتصال الداخلي حيث سيقوم بمراقبتك من الغرفة المجاورة. العلاج الإشعاعي ليس مؤلماً و لكن عليكِ البقاء مستلقية لعدة دقائق خلال العلاج.

حالياً نقوم بتطبيق (Intraoperative radiation) أو العلاج الإشعاعي خلال العملية و يعني أنه يتم إعطاء العلاج الإشعاعي في نفس وقت إجراء العملية الجراحية للثدي و ذلك لمدة ٣٠ إلى ٥٠ دقيقة، و يتم تطبيق ذلك فقط على المريضات المتقدمات في العمر و اللاتي يعانين من مرحلة مبكرة جداً من سرطان الثدي.

ما هي الآثار الجانبية للعلاج الإشعاعي؟

من الممكن أن تعاني من الآثار الجانبية على مدار فترة العلاج و سيتلاشى ذلك تدريجياً خلال أسابيع قليلة و إلى عدة أشهر بعد إنتهاء العلاج. بعد كل جلسة علاجية سيتم تحديد موعداً لكِ في العيادة و ذلك لمتابعة الآثار الجانبية للعلاج. احرصي على إخبارهم بالآثار الجانبية التي تعانين منها أثناء أو قبل العلاج.

١) تهيج الجلد

من الممكن أن يصبح لون الجلد في منطقة العلاج أحمرا و جافاً و قابلاً للحكة، و في حالة الجلد القاتم فإنه قد يصبح أكثر قتامة مع وجود لون أزرق أو أسود خفيف. و في حال حدوث التقرحات فيمكن أن يصف الطبيب المراهم أو الضمادات المساعدة لعلاج ذلك. تستقر ردة فعل الجلد بعد العلاج الإشعاعي.

و هنا نذكر مجموعة من النصائح التي تساعد على مواجهة تهيج الجلد:

- قومي بارتداء الملابس القطنيه الفضفاضة والغير لاصقه لكي لا تساعد على تهيج الجلد.
- قومي بالاستحمام و لكن دون استخدام أي نوع من الشامبو أو الصابون و تجنبي استخدام الرذاذ أو مزيل العرق في حال إذا كان الإبط ضمن منطقة العلاج.
- قومي بالتربيت على المنطقة بلطف و لا تقومي بفركها باستخدام المنشفة.
- لا تضعي أي شيء على جلدك في المنطقة التي تم علاجها دون استشارة الطبيب أولاً.
- تجنبي تعريض المنطقة التي تم علاجها بالإشعاع للشمس بعد العلاج و احرصي على استخدام كريم واقي للشمس مع SPF فوق الـ ٥٠.

٢) التعب و الإعياء

يعد هذا الأثر الجانبي الأكثر شيوعاً و يمكن أن يستمر لمدة شهر أو شهرين بعد العلاج. حاولي أن تأخذي قسطاً من الراحة و أن تريحي نفسك و وازني ذلك مع ممارسة مجموعة من الأنشطة البدنية كالمشي لمسافات قصيرة حيث سيكون ذلك كفيلاً بإمدادك بالمزيد من الطاقة.

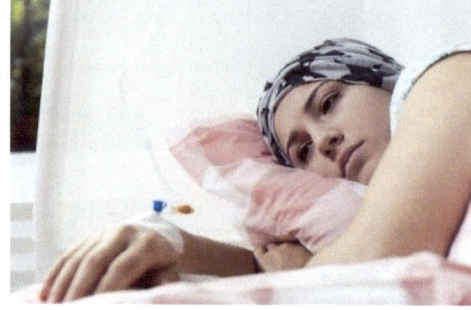

٣) الآلام و التورم

من الممكن أن تعاني من ألم خفيف في الثدي و التي تستمر عدة ثواني أو دقائق و/أو من الممكن أن يصبح الثدي متورماً. يجب أن يتم توقع مثل تلك الآلام أو الأورام لأنها شائعة.

٤) آثار جانبية أخرى:

قد يسبب العلاج الإشعاعي للثدي آثاراً جانبية قد تحدث بعد أشهر أو أكثر من العلاج الإشعاعي.

- تغيرات في شكل و ملمس الثدي حيث يصبح أصغر حجماً و صلابة مع إحساس شبيه بالجلد الصناعي.
- قد تتضرر الأوعية الدموية الصغيرة في الجلد مسببةً علامات حمراء شبيهة بخيوط العنكبوت (توسع الشعيرات telangiectasia)
- سرطان في الأوعية الدموية للثدي (Angiosarcoma) و لكن من النادر حدوث ذلك.
- من النادر أن يسبب العلاج الإشعاعي أي مشاكل في القلب أو الرئة أو مشاكل في الأضلاع للمنطقة التي تم علاجها.

طريقك إلى العلاج الجراحي

ما المتوقع حدوثه عند الزيارة الأولى للعيادة؟

١. ستكون زيارتك الأولى للعياده الاوليه لاورام الثدي ، أول ما عليكِ القيام به هو الذهاب إلى مكتب الاستقبال و تأكيد وجودك، تأكدي من إحضار جميع تقارير و شرائح عينه المرض في حال إذا قمتِ بإجراء الخزعة خارج العيادة. من الجيد ارتداء ملابس مريحة لكل زيارة مع قميص ذو سحاب حتى يسهل الوصول إلى الثديين.

٢. سوف يتم أخذ العلامات الحيوية الخاصة بك في عيادة الممرضة و بعد ذلك سيتولى منسق علاج الثدي بسؤالك عدة أسئلة شخصية. قد يحتاجون إلى أرقام هاتفية للاتصال (تأكدي من أنها تعمل) حيث أنه من الجيد تزويدهم بأكثر من رقم واحد صحيح لجعل الاتصال بك أكثر سهولة.

٣. سيقوم مجموعة من الأطباء بما في ذلك طبيب الأورام و الجراح و طبيب العلاج الإشعاعي برؤيتك و أخذ التاريخ الكامل الخاص بك و إجراء الفحص السريري ثم سيقومون بطلب بعض الفحوصات للدم و الصور و الخزعة التي قد تتم في اليوم نفسه أو في اليوم التالي.

في حاله انك كنت من خارج المنطقه يتطلب منك التنسيق مع منسقه الثدي لاكمال الفحوصات الازمه قبل عودتك.

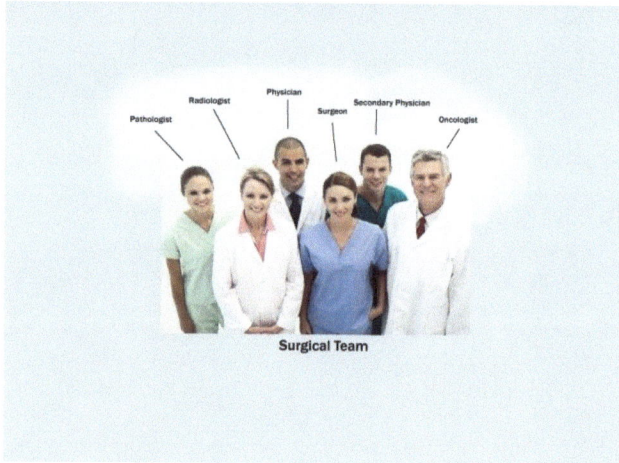

Surgical Team

٤. سيجتمع الأطباء لمناقشة حالتك و تحديد خطة علاجية دقيقة، ثم سيتم الإتصال بك من قِبل منسقه علاج الثدي الذي سيخبرك بالموعد القادم وعادة ما يكون في الأسبوع التالي من اول زيارة لك .

٥. سوف يكون الموعد مع طبيب الأورام في حال إذا كنتِ ستخضعين للعلاج بالادويه أولاً، أو مع الطبيب الجراح في حال إجراء العملية الجراحية أولاً. ستقومين بزيارة الطبيب الملائم الذي سيقوم بإعطائك الخطة العلاجية المصممة لك.

التقِ بطبيبك الجراح:

- إذا كنتِ ملائمة للعلاج الجراحي أو قد انتهيتِ من العلاج بالادويه (the Neoadjuvant systemic therapy) فسيتم مناقشة الخيارات الجراحية معكِ في عيادة جراحة الثدي و بشكل واضح جداً مع توضيح جميع المضاعفات المحتملة و الطرق البديلة، و سوف يتم الإجابة على جميع الأسئلة التي تقومي بطرحها. حالما يتم أخذ موافقتك على الخطة العلاجية و سيتم تحديد موعد لإجراء العملية الجراحية خلال شهر واحد أو ٣ أسابيع من الجرعة الأخيرة للعلاج الكيميائي.

- **تأكدي من تدوين جميع الملاحظات و الرسومات على ظهر هذا الكتيّب.**

- سيتم ترتيب إجراءات التشخيص كفحوصات الدم و تخطيط القلب (electrocardiogram) و موعد التخدير و يوم الدخول لاجراء العملية الجراحية.

التقِ بطبيب التخدير

يقوم طبيب التخدير بتقييم الحالة العامة الخاصة بك و ما إذا كنتِ ملائمة للعملية الجراحية أم لا، و سيعمل طبيب التخدير على مراجعة جميع العلاجات و الأدوية التي تتناوليها و مناقشة نوع التخدير الذي سوف تحتاجينه.

من المهم جداً قراءة و فهم النقاط التالية!

يرجى إخبارنا إذا كنتِ:

- تتناولين أدوية تؤدي إلى زيادة سيولة الدم كالأسبرين و الهيبارين و الوافارين (®Coumadin) و clopidogrel مثل (®Plavix) و tinzaparin مثل (®Innohep). احرصي على إعلام الطبيب بجميع الأدوية التي تتناوليها.

- تتناولين أدوية موصوفة طبياً.

- تتناولين الأعشاب أو الفيتامينات أو المعادن أو العلاجات الطبيعية المنزلية.

- لديك مشكلة في القلب.

- لديك مشاكل في التنفس.

- لديك مشكلة مع التخدير في الماضي.

- لديك حساسية ما، بما في ذلك اللاتكس (لبن الشجر) (latex).

- تدخنين.

- حامل.

الاستعداد للعملية الجراحية

كيف الاستعداد للعملية الجراحية؟

تجنبي حدوث الحمل

من الممكن أن يؤثر الحمل على مسار العلاج الخاص بك مع تأثير سلبي على الحمل كذلك، احرصي على أخذ الاحتياطات اللازمة لتنظيم النسل و التي لا تحتوي على أي هرمونات كالواقي الذكري أو العازل الأنثوي أو اللولب النحاسي، أو قومي بمناقشة هذا الأمر مع الطبيب النسائي الخاص بك لاقتراح أفضل الوسائل لمنع الحمل.

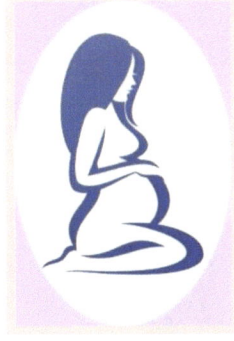

استمري في استخدام وسائل منع الحمل بعد حوالي سنة واحدة من العلاج ثم اسألي طبيب الأورام إذا كنتِ تخططين للإنجاب.

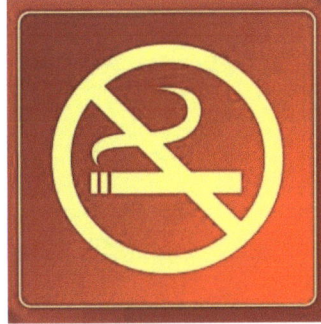

توقفي عن التدخين

يؤثر التدخين على الصحة العامة، و يؤثر التدخين عليكِ و لا سيما على التنفس لذلك فإنه يعد التوقف عن التدخين لمدة ١٠ أيام على الأقل قبل العملية الجراحية أمراً إلزامياً!

أحضري شخصاً ما معك

من الأفضل إحضار شخصاً ما معك (شخص واحد) خلال تسجيلك و قبولك للعملية الجراحية و عند عودتك للمنزل. يعد اصطحاب الأطفال معكِ أمراً غير مسموحاً، يرجى إبقاء الأطفال في المنزل مع شخص بالغ مسؤول.

توقفي عن تناول بعض الأدوية

يجب عليكِ التوقف عن تناول بعض الأدوية لمدة ١٠ أيام قبل موعد العملية الجراحية. إذا كان لديك مشاكل في القلب أو عانيتِ من الجلطة الدموية في الساق أو الدماغ فيرجى استشارة الطبيب.

- جميع الأدوية التي تحتوي على عقاقير غير الستيرويدية و عقاقير مضادة للالتهابات (NSAID) كالأسبرين.
- جميع الأدوية التي تعمل على سيولة الدم كالهيبارين Heparin و الوارفارين Warferin و الكليكسان Clexan
- جميع الأدوية التي تحتوي على فيتامين E.

يومان قبل العملية

قومي بالاستحمام و استخدمي صابون أو غسول مطهر للثدي و الإبط في اليوم الذي يسبق يوم العملية و أيضاً في صباح يوم العملية حيث يعمل ذلك على التقليل من خطورة تلوث الجرح ما بعد العملية الجراحية. ينصح بشدة أن يتم ترك المقتنيات الثمينة في المنزل كبطاقات الائتمان و المجوهرات و دفتر الشيكات.

ما الأغراض التي يمكن أن تجلبيها معك؟

- احضري قمصان فضفاضة و سراويل أو تنانير مريحة و رداء و ملابس داخلية قطنية و غيارات تكفي ل ٢ إلى ٣ أيام.
- حذاء مريح لاستخدامه عند مغادرة المستشفى و عند الزيارة.
- كريمات للوجه و اليدين و مستحضرات للتجميل عند الضرورة.
- عدة النظافة الشخصية (الشامبو و البلسم و فرشاة الأسنان و معجون الأسنان و صابون اليد و حقيبة صحية و حفاظات قطنية)
- فرشاة للشعر.
- شاحن الهاتف الخلوي مع محول.
- إذا كان رقم الهاتف الخاص بكِ مدفوعاً مسبقاً فيجب التأكد من وجود رصيد كافٍ في الهاتف، أما إذا كان الرقم لاحق الدفع فيجب التأكد من دفع الفاتورة لتجنب انقطاع الخط خلال إقامتك.
- كتب، مجلات، آي بود، دفتر مذكرات و قلم.

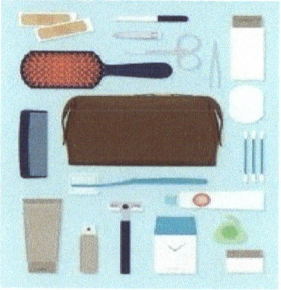

يوم واحد قبل العملية

(إذا كان قد تم التخطيط لقبولك لإجراء العملية قبل يوم واحد)

- ستذهبين إلى مكتب القبول لحجز غرفتك في جناح العمليات الجراحية و سيقومون بأخذ رقم هاتفك حتى يتم الاتصال بكِ لاحقاً عندما تكون الغرفة جاهزة.

- عند دخولك الي غرفتك ، فستقوم الممرضة المشرفة عليكِ بأخذ معلومات مختصرة عنكِ. و بعد فترة قصيرة من ذلك سيقوم أطباء الثدي بمعاينتك و شرح الإجراءات للتوقيع على الموافقة لإجراء العملية الجراحية، قومي بمناقشة مخاوفك معهم. هذه الإجراءات هي نفسها تلك التي تم توضيحها من قِبل الطبيب الجراح كما هو مذكور في صفحة ٤٨ **(التقِ بطبيبك الجراح).**

- إذا تم التخطيط لعملية الترميم فسيقوم جراح التجميل برؤيتك و رسم خطوط على ثديك.

- في الليلة التي تسبق العملية الجراحية قومي بالاستحمام بمحلول او صابون مطهرللجسم ، افركيه على جسدك بلطف ابتداء من الرقبة و وصولاً إلى الخصر وخاصه منطقه الثديين وتحت الابط ثم قومي بشطفه. لا تسمحي للمحلول او الصابون المعقم بالوصول إلى الاماكن الحساسه كالعينين أو الأذنين أو الفم أو الأعضاء التناسلية الخاصة بك. جففي نفسكِ بمنشفة نظيفة بعد الإنتهاء من الاستحمام و لا تضعي أي لوشن أو كريم أو بودرة أو مزيل للعرق أو مساحيق للتجميل أو عطر.

- يتم تحديد موقع إجراء العملية الجراحية بواسطة رسم علامات بالقلم.

- لا تأكلي أو تشربي أي شيء بعد منتصف الليلة التي تسبق العملية الجراحية.

- إذا تم التخطيط لإجراء خزعة للعقد اللمفية الخافرة فسوف يُطلب منكِ التوقيع على الموافقة و بعدها سيتم تحويلك إلى قسم اشعه الطب النووي حتى يتم إعطاؤك حقنة حول هاله الثدي و ذلك في اليوم الذي يسبق العملية الجراحية او صباح يوم العمليه ، ثم بعد ذلك تعودين إلى غرفتك مرة أخرى.

يوم العملية

(إذا كان قد تم التخطيط لقبولك لإجراء العملية في نفس اليوم(جراحه اليوم الواحد))

- في حال إذا تم التخطيط لإجراء العملية الجراحية في نفس اليوم فاحرصي على حضور شخص ما معك و بقاؤه متواجداً ليقلّكِ إلى المنزل.

- يجب عدم تناول أي طعام أو أي شراب بعد الساعة ١٢ من منتصف الليل.

- توجهي إلى مكتب القبول في تمام الساعة السادسة صباحاً و سيتم إكمال إجراءات القبول الخاصة بك.

- بعد ذلك توجهي إلى وحدة جراحه اليوم الواحد ، و بعد ذلك سيتم إرشادك إلى موقع وحدة العمليات الجراحية الصباحية.

- سلّمي أوراق القبول الخاصة بك إلى مكتب الاستقبال في وحدة جراحه اليوم الواحد و ستقوم الممرضة بإرشادك إلى موقع السرير الخاص بك.

- سيتم إعطاؤك: ثوب و حذاء و غطاء و قبعة.و سيتم استدعاؤك للخضوع إلى العملية الجراحية في تمام الساعة السابعة و النصف صباحاً.

صباح يوم العملية

- لا تضعي أي لوشن أو كريم أو بودرة أو مزيل للعرق أو مساحيق للتجميل أو عطر بعد الاستحمام الأخير.

- لا ترتدي أي أجسام معدنية، و قومي بخلع جميع المجوهرات التي ترتدينها بما في ذلك جميع المجوهرات في ثقوب الجسم و ذلك لأن المعدات التي تستخدم أثناء العملية الجراحية قد تسبب حروقات في حال ملامستها للمعدن.

- قبل أن يتم اصطحابكِ إلى غرفة العمليات قومي بإزالة النظارات الخاصة بك و الأجهزة المساعدة على السمع و الأسنان الاصطناعية و أجهزة الأعضاء الاصطناعية و غطاء الرأس.

- إذا كان الورم غير واضحاً و قد تم التخطيط المسبق لاستئصاله فسيتم إرسالك إلى قسم اشعه الثدي حيث سيتم إدخال سلك صغير للتصوير و إرشاد الأطباء إلى موقع الورم.

- تناولي الأدوية المعتادة الخاصة بك مثل أدوية ارتفاع ضغط الدم أو أمراض القلب أو الغدة الدرقية مع رشفات صغيرة من الماء و ذلك تحت إشراف الممرضة.

- سيتم إعطاء المضادات الحيوية عبر الوريد في نفس وقت الإستدعاء لإجراء العملية.

- قومي بإفراغ مثانتك قبل الذهاب إلى غرفة العمليات.

- ارتدي ثوبك و قبعة الرأس و الحذاء و الجوارب.

- قومي بإزالة العدسات اللاصقة و ملاقط الشعر و الاكسسوارات و طلاء الأظافر و الملابس الداخلية، في حال إذا كنتِ في فترة الحيض فيمكنك استخدام الملابس الداخلية ذات الاستعمال لمرة واحدة أو الملابس الداخلية القطنية.

تثبيت السلك للورم غير الواضح

قبل التثبيت:

- في صباح يوم العملية قومي بالاستحمام
- **لا تضعي أى لوشن أو كريم أو بودرة أو مزيل للعرق أو مساحيق للتجميل أو العطور.**
- سوف ترتدين ثوب المستشفى، لذلك تأكدي من أنه فضفاضاً.

أثناء التثبيت:

- سيتم إجراء هذه العملية في قسم الاشعه و تحديداً في غرفة الماموغرام من قِبل طبيب الإشعه.
- سيتم ضغط الثدي باستخدام جهاز الماموغرام ثم سيتم العثور على نقطة مناسبة فيه لإدخال الإبرة.
- سيتم استخدام مخدر موضعي لجعل العملية غير مؤلمة.
- سيتم إدخال الإبرة في داخل الثدي.
- سيتم أخذ صورة أخرى للتأكد من موقع الإبرة.
- سيتم إزالة الإبرة مع بقاء السلك في مكانه ثم بعد ذلك يتم تغطيته بالضماد.

بعد التثبيت:

- ستتوجهين إلى غرفتك أو مباشرةً إلى غرفة العمليات.
- حاولي تجنب أي حركات غير ضرورية في الثدي لتجنب إحتمالية تحريك السلك من موقعه.

سيتم إزالة السلك من قِبل الطبيب الجراح في أثناء العملية الجراحية للورم المستهدف

خزعة العقدة اللمفية الخافرة

قبل أخذ الخزعة:

- في صباح يوم العملية قومي بالاستحمام

- **لا تضعى أى لوشن أو كريم أو بودرة أو مزيل للعرق أو مساحيق للتجميل أو العطور.**

- سوف ترتدين ثوب المستشفى، لذلك تأكدي من أنه فضفاضاً.

أثناء أخذ الخزعة:

- سيتم إجراء هذه العملية في قسم الطب النووي من قِبل طبيب الاشعه.

- سيتم تنظيف الثدي و فوهة الثدي بواسطة محلول مطهر.

- سيتم حقن ٤ إبر تحتوي على المادة و ذلك تحت جلد الهاله ماحول فوهة الحلمة.

- سيتم تصوير الإبط للتأكد من سحب العقدة اللمفاوية.

بعد أخذ الخزعة:

- ستتوجهين إلى غرفتك أو إلى غرفة العمليات مباشرةً.

- إذا لاحظتِ ظهور أي طفح جلدي أو حكة أو ضيق في التنفس قومي بإعلام الممرضة في الحال إذ ربما تعانين من الحساسية.

تثبيت فص اشعاعي للورم غير الواضح(radioactive seed)

يتم تثبيت الفص الاشعاعي قبل عمليه الثدى ١-٢ اسبوع

قبل التثبيت:

- في صباح يوم الفحص قومي بالاستحمام

- لا تضعي أى لوشن أو كريم أو بودرة أو مزيل للعرق أو مساحيق للتجميل أو العطور.

- ارتدي ثوبا مريحا لكي

أثناء التثبيت:

- سيتم إجراء هذه العملية في قسم الاشعه و تحديداً في غرفة الماموغرام من قِبل طبيب الإشعه.

- سيتم ضغط الثدي باستخدام جهاز الماموغرام او جهاز التصوير الموجات فوق الصوتية و سيتم العثور على نقطة مناسبة فيه لإدخال الإبرة والتي تحتوي على فص اشعاعي دقيق مثل حبه الارز.

- سيتم استخدام مخدر موضعي لجعل العملية غير مؤلمة.

- سيتم إدخال الإبرة في داخل الثدي لتثبيت الفص.

- سيتم أخذ صورة أخرى للتأكد من موقع الإبرة.

- سيتم إزالة الإبرة مع ابقاء الفص الاشعاعي في منتصف الورم ثم بعد ذلك يتم تغطيته بالجرح بالضماد.

بعد التثبيت:

- يمكنك العوده الى المنزل مباشرة

- يمكنك ممارسة حياتك اليوميه بشكل طبيعي حتى موعد العمليه الجراحيه.

أثناء العملية الجراحية

- عند التوجه إلى غرفة العمليات، يجب أن يقوم المساعد الشخصي الخاص بكِ (فرد من العائلة أو صديق) بالتأكد من وجود هاتف خليوي فعّال في حال الحاجه بالاتصال به / بها. يمكنهم البقاء في غرفتك أو الذهاب إلى الكافتيريا أو إلى المسجد مع الحرص على إبقاء الهاتف الخليوي في وضع التشغيل.

- سيتم استقبالك في منطقة الانتظار من قِبل الممرضة التي ستقوم بالتأكد من اسمك و رقم التسجيل الطبي و موقع العملية الجراحية. في حال إذا كنتِ حامل أو تعانين من حساسية ما فتأكدي من إعلام الممرضة بذلك.

- خلال هذا الوقت قد يكون طبيبك الجراح منشغلاً مع مريض آخر، لذلك كان من المفترض طرح أي أسئلة أو مخاوف قبل هذا الوقت، و لكن في حال نشوء أي أسئلة أو مخاوف فمن الممكن أن تقومي بطرحها.

- سيتم إعطاؤك عقار منوم لتنويمكِ قبل التوجه بكِ إلى غرفة العمليات.

- في غرفة العمليات سيتم وضعك على طاولة العمليات حيث سيتم بدء التخدير.

بعد العملية الجراحية

١. بعد الإنتهاء من العملية الجراحية سيتم إبقائك في غرفة الإفاقه (غرفة خاصة تقع خارج غرفة العمليات) للتعافي من التخدير و ذلك لمدة ساعة واحدة، ثم بعد ذلك سيتم إعادتك مرة أخرى إلى غرفتك.

٢. ستشعرين بالغثيان و القيء في ال٢٤ ساعة الأولى و ذلك بسبب العقار المخدر، سيتم إعطائك دواء للتخفيف من حدة الغثيان و القيء.

٣. ستشعرين بالألم في المنطقة التي تم إجراء العملية الجراحية فيها و لذلك سيتم إعطائك مسكنات للألم عن طريق الوريد أو من خلال الفم، يرجى إعلام الممرضة المشرفة عليكِ في حال إذا لم يتم السيطرة على الألم بشكل كامل أو إذا كنتِ تعانين من الحساسية من تلك الأدوية.

٤. من الطبيعي أن تشعري بالغثيان أو القيء أو الحمى المنخفضة في ال٢٤ ساعة الأولى بعد الانتهاء من العملية الجراحية.

٥. ستشعرين بألم في الحنجرة و ذلك نتيجة انبوب التخدير، سيزول الألم خلال ٢٤ إلى ٤٨ ساعة.

٦. عليك الامتناع عن الطعام و الشراب بعد العملية الجراحية لمدة ٨ إلى ١٠ ساعات ثم بعد الاستيقاظ يمكنك تناول سوائل خالية من الشوائب و ذلك وفقاً لتعليمات الممرضة المشرفة.

٧. من المفيد لك أن تنهضي من سريرك مبكراً و من ثم تخرجي من الغرفة لتجنب حدوث تجلط للدم في الساق، فقط تأكدي من مرافقة المساعد الشخصي الخاص بك أثناء فترة الحركة.

٨. . استخدمي جهاز تنفس صغير (spirometer)، سيتم تزويدك به أو يمكنك طلبه من الممرضة المشرفة عنك و سوف تُطلعك على طريقة استخدامه. استخدميه ١٠ مرات في الساعة سيساعدك ذلك على التنفس بشكل طبيعي و يقلل عنك الإصابة بالالتهاب الرئوي .

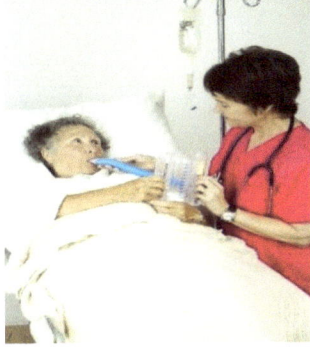

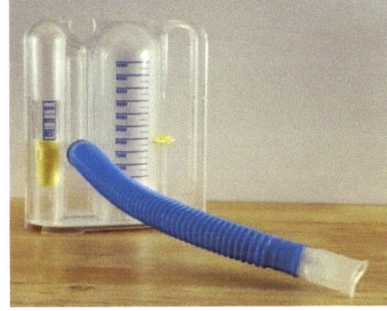

٩. سوف تغادرين غرفه العمليات مع وجود انبوب واحد على الأقل في الجانب الخارجي من الجرح و ذلك لتصريف السائل .

١٠. تجنبي النوم في نفس الجانب الذي تم إجراء العملية الجراحية فيه و أبقِ ذراعكِ على الوسادة تجنباً لحدوث ورم في الذراع. في حال إذا كنت تودين النهوض من السرير تقلبي على الجانب غير المتأثر بالعملية ثم ارفعي رأسك و ابقي على تلك الوضعية لعدة دقائق قبل الوقوف.

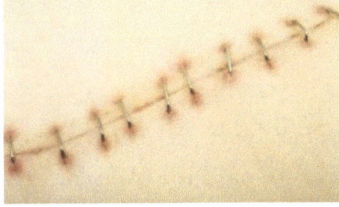

١١. سيتم إغلاق الجرح الناتج عن العملية باستخدام قطب تجميلية و سيتم تغطيته بالضماد الذي سيتم تغييره بعد ٢٤ إلى ٤٨ ساعة، أو بمجرد أن يصبح مبتلاً بعد العملية الجراحية.

١٢. سيقوم الطبيب بزيارتك و شرح الإجراءات الكاملة التي تم اتباعها ثم سيقوم بتفقّد الضمادة و النزيف.

١٣. سيكون هناك شرائط من الضماد فوق الجرح، لا تقومي بإزالتها.

١٤. سيتم إعطاؤك مضادات حيوية عن طريق الوريد.

١٥. ستنصرفين من المستشفى خلال ٢٤ إلى ٤٨ ساعة من العملية الجراحية ما لم يطلب منك الطبيب بالبقاء لمدة أطول من ذلك.

١٦. استخدمي حمالة صدر مناسبة لمقاسك بعد العملية الجراحية على الفورفي حال إذا تم عمل استئصال جزئي لثدي و ذلك لمنع تشكل الورم الدموي.

١٧. سيتم تقييمك من قِبل الممرضة المسؤولة عن العلاج الطبيعي في حال إذا تمت العملية في منطقة الإبط بالفعل.

١٨. يمكنك الاستحمام بعد مرور ٤٨ إلى ٧٢ ساعة فقط **بعد** العملية الجراحية.

ما المتوقع حدوثه بعد العملية الجراحية؟

- سوف تعانين من الغثيان و التقيؤ المحتمل بعد العملية الجراحية، لذلك سيتم إعطاؤك عقاراً ليساعدك على مواجهة تلك الأعراض.
- ستشعرين بالنعاس لمدة ٦ إلى ٨ساعات بسبب تأثير العقار المخدر، لذلك خذي قسطاً من الراحة و اخلدي إلى النوم.
- إذا شعرتِ بالألم في المنطقة التي أُجريت عليها العملية الجراحية فاطلبي المزيد من مسكنات الألم.
- ستشعرين بالحكة في الحنجرة مع وجود احتقان فيها و ذلك بسبب إدخال الأنبوب، و لكن سيتم التعافي من ذلك بعد مرور ٣ أيام.
- سيكون هناك خدر أو فرط في حساسية الجلد في المنطقة التي أُجريت عليها العملية الجراحية، و لكن سيتم التعافي من ذلك بعد مرور ٣ شهر.
- ستشعرين بوجود الثدي و الحلمة (شعوراً وهمياً)، يعد هذا الأمر طبيعياً و سيتم التعافي منه بعد عدة أشهر.
- ستشعرين بألم في الكتف بعد العملية الجراحية للإبط لذلك قومي باتباع تعليمات العلاج الطبيعي لتجنب تصلب الكتف.

متى سأقوم بمغادرة المستشفى؟

- سيتم التخطيط لمغادرتك من المستشفى في نفس اليوم او قبل ظهر اليوم التالي حيث سيتم تزويدك بعدّة تحتوي على الضمادات اللازمة.
- يتم خروج معظم المرضى مع وجود انبوب خارج من الجرح (انبوب منزح) خلال ٢٤ إلى ٤٨ ساعة، و لكن في حال إذا أُجريت لكِ عملية ترميمية فإنه سيتم صرفك من المستشفى خلال ٧٢ ساعة.
- قومي بتأكيد تناولك للأدوية الخاصة بك (مسكن الألم و المضادات الحيوية) كذلك ملخص الخروج.
- تأكدي من أن المساعد الخاص بك (المرافق)على دراية تامة بكيفية العنايه بانبوب النازح من الثدي و قياس و توثيق كمية السوائل.
- لا تستخدمي الأسبرين أو البلافيكس (Plavix) أو أي عقار يؤدي إلى تخفيف الدم إلى حين استشارة الطبيب قبل الانصراف.
- قبل الإنصراف من المستشفى، على جميع المرضى الحصول على موعد في عيادة العمليات الجراحية بعد أسبوعين، و مواعيد يومية مع الممرضة المسؤولة عن رعاية الجرح الناتج عن العملية الجراحية، و موعد لإزالة الغرز او الخيوط من الجرح بعد ٣ أسابيع، و أيضاً موعد في عيادة العلاج الطبيعي بعد أسبوع أو أسبوعين
- إذا رغبتي بارتداء ثدي اصناعي خارجي فإنه من الأفضل استخدامه فقط بعد مرور ٦ أسابيع من العملية الجراحية،لتأكد من الالتئام الكامل للجرح.
- يمكنك الاستحمام بعد تحديد موعد انصرافك من المستشفي أيضاً اطلبي من الممرضة المشرفة عنك بعمل الضمادات قبل عودتك إلى المنزل.
- خذي جهاز تمرين التنفس(spirometer) و استخدميه في المنزل لمدة ٣ أيام بعد العملية الجراحية.
- سيتم منحك إجازة مرضية ابتداءً من يوم إدخالك إلى المستشفى و حتى يوم مغادرتك مع شهر واحد إضافي و سيتم منح ٣ أيام للمساعد الشخصي الخاص بك.

عند مغادرة المستشفى:

في خلال ال ٢٤ ساعة التي تلي مغادرتك من المستشفى يجب أن تكوني قريبه من المستشفي و ذلك تحسباً لحدوث أي مضاعفات (مثل تورم الجرح أو النزيف) و ذلك حتى تتمكني من الحضور على الفور.

إذا كان لديك موعداً مع عيادة الممرضة المسؤولة عن رعاية الجرح فإنه من الأفضل الذهاب إلى تلك العيادات الخارجيه في عيادة الجروح. إذا لم يكن لديك موعداً فيرجى التوجه إلى غرفة الطوارئ على الفور.

إذا كنتِ تعانين من تورم خفيف غير متزايد أو حمى خفيفة فاذهبي إلى عيادة الممرضة في موعدك القادم.

١. سيتم فحصك في عيادة العناية بالجروح و ذلك في اليوم التالي من مغادرتك للمستشفى. يمكنك الاستحمام قبل زيارة العيادة لمعاينة الجرح و للعناية باالانبوب وللاطمئنان العام.

٢. سيتم فحصك مجدداً في عيادة العناية بالجروح و ذلك في اليوم الخامس بعد العملية الجراحية لمراجعة كمية السوائل و بيانات التصريف الناتج و معرفة ما إذا كان المنزح او الانبوب جاهزاً ليتم إزالته. إذا كان لون التصريف الناتج أصفراً و كميته أقل من ٣٠ مل خلال ٢٤ ساعة فإنه غالباً ما يكون جاهزاً ليتم إزالته.

٣. بعد إزالة الانبوب ستبدأ جلسات العلاج الطبيعي للكتف و ذلك لتجنب تصلب الكتف.

٤. من الطبيعي الإحساس بالخدر في الجلد و في منطقة الإبط حيث سيتحسن هذا الوضع بعد عدة شهور.

٥. سيتم إزالة الغرز او الخيوط الجراحيه بعد ٣ أسابيع من العملية الجراحية.

٦. تجنبي الإستخدام الزائد للذراع الواقع في الجانب المصاب و ذلك لتجنب حدوث الوذمة اللمفية و حاولي إبقاء ذراعك في نفس مستوى القلب مع وضع وسادة تحت الذراع الواقع في الجانب الذي تم إجراء العملية الجراحية عليه.

٧. تجنبي استخدام الذراع الواقع في نفس الجانب الذي تم إجراء العملية الجراحية عليه لغرض العلاج او عينه الدم او فحص ضغط الدم للتقليل من خطر الإصابة بالوذمة اللمفية.

٨ . إذا لاحظتِ بأن يدك قد بدأت بالتورم بعد العملية الجراحية فحاولي وضع وسادتان و حافظي على إبقاء ذراعك في مستوى أعلى من القلب لمدة لا تقل عن ٢٠ إلى ٣٠ دقيقة، أو قومي برفع يدك و وضعها على رأسك مع بسط و قبض كف اليد ببطء و تكرار هذا العملية إلى حوالي ١٠ مرات. إذا استمر وجود التورم أو ازداد فقومي باستشارة الطبيب في أول زيارة لكِ لعيادة الجراحية.

كيفية الاعتناء بالجرح

- ستقوم الممرضة بتغيير ضمادات الجرح قبل ذهابك إلى المنزل، حافظي على تغطية الجرح و اطلبي ٣ ضمادات إضافيه. ستقوم الممرضة بتعليمك كيفية تضميد الجرح بشكل صحيح.
- في حال إذا كان الجرح مبتلاً بكثير من الدم و أنتِ متواجدة في منزلك فقومي بإزالة الضماد و لفّي ضماداً جديداً مع عدم لمس الجرح. إذا كنتِ غير قادرة على فعل ذلك فقومي بزيارة أي عيادة قريبة حيث سيتولون ذلك نيابة عنك. في حال إذا ابتلّ الضماد بالدم بشكل مستمر فاذهبي إلى غرفة الطوارئ لإيقاف النزيف.
- قومي بالاستحمام عندما يكون الجرح مغطىً و ضعي غطاء بلاستيكي، تجنبي فرك الجرح بالمنشفة.
- يمكنكِ الاستحمام بعد مرور يومين من العملية الجراحية.
- إذا قمتِ بعمل استئصال للورم فمن الأفضل استخدام حمالة الصدر الإسفنجية بمجرد وصولك إلى الغرفة بعد العملية الجراحية و ذلك لتجنب تشكّل الورم الدموي، أيضاً استمري باستخدام تلك الحمالات الصدرية حتى عند النوم لمدة لا تقل عن أسبوعين.
- ضعي كريم لطيف خالٍ من العطور على جدار الصدر و ذلك لترطيب الجلد في تلك المنطقة.
- يمكن استخدام انبوب واحد او اكثر لتصريف السوائل من الجرح، وسيتم تزويدك باستمارة خاصة من قِبل الممرضة المشرفة عليكِ في الجناح لتقومي بتدوين ناتج التصريف، استخدمي تلك الاستمارة في كل زيارة تقومين بها إلى عيادة العناية بالجروح و ذلك حتى يتم إزالة الانبوب، حيث عادةً ما يتم إزالته عندما يكون ناتج التصريف أصفر اللون و كميته أقل من ٣٠ مل كل ٢٤ ساعة.
- ستقوم الممرضة بتعليمك كيفية التعامل مع الانبوب و ستعطيكِ كتيّب حول العناية بالانبوب(اطلبي ذلك).

استشيري الطبيب إذا:

- ارتفعت درجة حرارتك إلى ٣٨ درجة أو أكثر.
- ازدادت كمية التصريف (السائل الذي يخرج من الجرح) أو تغير لونه أو كثافته أو أصبح ذو رائحة كريهة.
- أصبح الجرح أحمر اللون أو دافئاً أو متورماً.
- ازداد الألم سوءاً.

كيفية الاعتناء بالأنبوب الخاص بك

بعد العملية الجراحية سيتم إيصال انبوبا بلاستيكياً واحداً (أنبوب متصل بوعاء بلاستكي) على الأقل بالقرب من شق الجرح و ذلك لتجميع أي تصريف تحت الجلد.

سيتم صرفك من المستشفى إلى المنزل مع بقاء الانبوب البلاستيكي في مكانه، فاحرصي على أن تقوم الممرضة المشرفة عليكِ بتعليمك كيفية استخدامه و العناية به و كيفية قياس كمية التصريف.

كيفيه العنايه بالانبوب البلاستكي :

١) اغسلي يديك بالماء و الصابون قبل و بعد لمس الانبوب الخاص بك.

٢) اعتني بموقع وضع الأنبوب سيتم إلصاقه بالجلد باستخدام شريط لاصق او بملابسك ،تجنبي سحبه أو تحريكه بعيداً عنك.

٣) إذا لاحظت أي تخثر سميك داخل الانبوب فقومي باستحلابه بلطف لإزالة التكتل **بدون** فتح او قص الانبوب.

٤) اطلبي المساعدة من أفراد العائلة لقياس كمية التصريف.

٥) قومي بقياس كمية التصريف مرتان يومياً، افتحي كوب القياس ليصبح جاهزاً ثم قومي بفتح الوعاء البلاستكي و لا تلمسي أي شيء داخلها بعد ذلك صبي ناتج التصريف في حاوية القياس و اضغطي على الوعاء لتوليد ضغط سلبي ثم قومي بإغلاق السدادة و تخلصي من السائل في المرحاض و اغسلي الكوب بماء الصنبور للاستخدام القادم و ذلك قبل تسجيل الكمية التي تم قياسها (بالملليلتر).

٦) كرري الخطوات أعلاه عند امتلاء الوعاء.

٧) في نهاية اليوم قومي بحساب كمية التصريف خلال ال ٢٤ ساعة، و احسبي كل تصريف بشكل منفصل.

بعد إزالة الانبوب:

١. سيتم إزالة الانبوب في عيادة رعاية الجروح عندما تقل كمية التصريف عن ٣٠ مل، و تكون هذه العملية غير مؤلمة إذ لا حاجة للمخدر.

٢. سيتم وضع الضماد على المنطقة بعد إزالة الانبوب.

٣. سيتم إعطائك ضمادات إضافية من الكحول لتقومي بتنظيف الجرح في المنزل.

٤. قومي بإبقاء الضمادة لمدة ٢٤ ساعة.

٥. قومي بالاستحمام.

٦. نظفي مكان الانبوب بمسحات الكحول ثم قومي بتغطيتها بضماد جديد.

٧. كرري تلك العملية لمدة يومين متتاليين ثم أبقِ المنطقة جافة و غير مغطاة.

العلاج الطبيعي بعد العملية الجراحية لثدي

يتم بدء العلاج الطبيعي للأكتاف مباشره بعد العملية حسب تعليمات اخصائيه العلاج الطبيعي إذا كنتِ قد خضعتِ لتدخل جراحي للعقد اللمفية تحت الابط.

اتّبعي الأمثلة في الصور التالية :

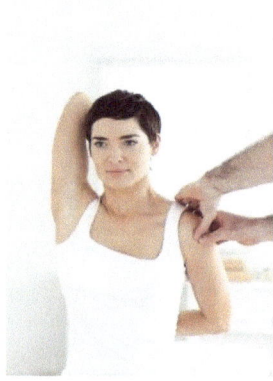 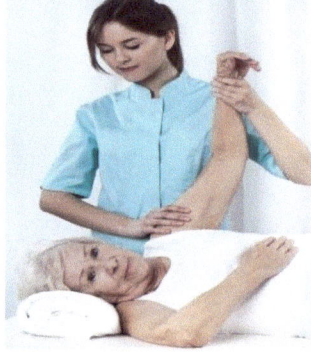

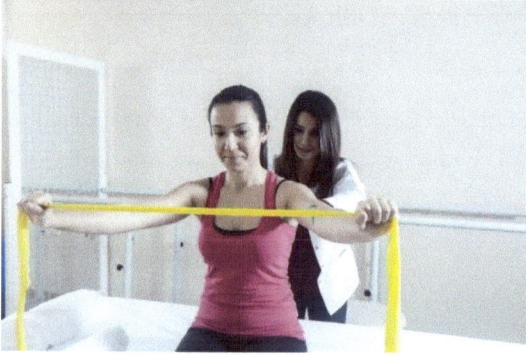 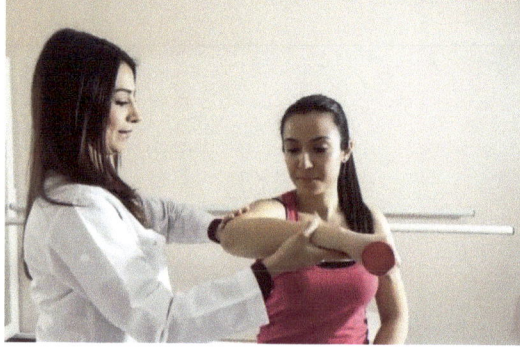

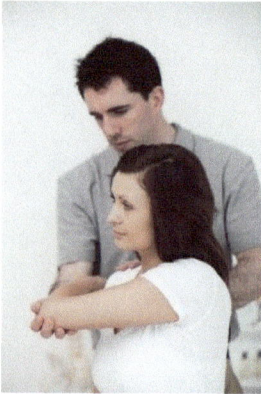 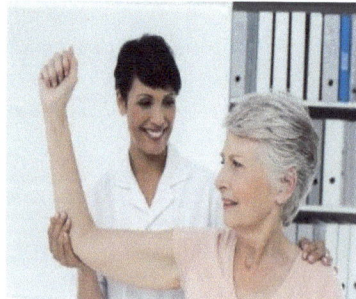 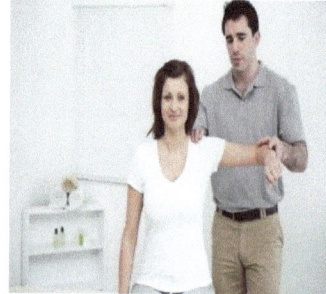

كيفية الاعتناء بذراعك بعد الإنتهاء من العملية الجراحية

من المهم أن تعتني بذراعك بعد العملية الجراحية للإبط و ذلك لأنه أكثر عُرضة للتورم (الوذمة اللمفية). يمكن لأخصائي العلاج الطبيعي أن يعالج الوذمة اللمفية باستخدام تقنيات متنوعة بما في ذلك الملابس الضاغطة و التمارين و/أو التدليك المعتدل.

- تجنبي حدوث جرح في الجلد حيث من الممكن أن يسبب ذلك التهاباً للذراع المصاب، و لكن في حال حدوث جرح ما قومي بتنظيف المنطقة جيداً ثم ضعي مرهماً مضاداً للبكتيريا و ضمادة ثم راقبي المنطقة لأي علامات للالتهاب إلى حين شفائها.
- استخدمي مرطب غير معطر للمساعدة على حماية جلد الذراع و اليد.
- نظفي أظافرك بحذر و لا تقومي بقطع الجلد الميت المحيط بالأظافر، و لكن قومي بدفعه إلى الخلف فقط.
- ارتدي القفازات عند التنظيف أو عند غسل الصحون.
- عند إزالة شعر الإبط كوني حذرة تماماً و لا تستخدمي شفرة الحلاقة أو كريم إزالة الشعر، و لكن استخدمي ماكينة قص الشعر أو الملقط.
- تجنبي المجوهرات أو الملابس الضيقة.
- تجنبي الإفراط في استخدام الذراع المصاب مثل التنظيف أو تحريك الأثاث أو حمل اكياس البقالة الثقيلة.
- تجنبي أخذ ضغط الدم في الذراع المصاب، و في حال إصابة كلا الذراعين فاستخدمي قدمكِ كمنطقة بديلة لأخذ ضغط الدم.
- استخدمي واقي الشمس مع SPF أكثر من ٥٠ لتجنب حروقات الشمس على الذراع المصاب.
- تجنبي الاستحمام بالماء الساخن أو الحرارة الموضعية أو الأكياس الساخنة على الذراع أو الكتف المتضررين.
- غطي ذراعك و يديك المتضررين عند خروجك من المنزل و ذلك تجنباً للدغ الحشرات أو استخدمي الرذاذ الطارد للحشرات في حال وجودك في الأماكن المغلقة.

استشيري الطبيب إذا:

- ظهر ورم واضح في الذراع أو اليد أو الثدي أو الصدر.
- إحساس بالثقل أو الألم أو الشد في الذراع.
- سهولة الإصابة بالتعب في الذراع أو الشعور بألم في الذراع.

المتابعه مابعد العمليات الجراحيه

إن المتابعة بعد العلاج من سرطان الثدي تعد ضرورية لاكتشاف و علاج رجوع المرض أو انتشاره الي باقي الجسم أو اصابه الثدي الاخر ومتابعه مضاعفات العلاج ذات الصلة به بالإضافة إلى التعامل مع قضايا بناء الثقة بالنفس و الدعم النفسي.

تم تصميم زيارات المتابعة للإجابة عن كافة التساؤلات و المخاوف التي تدور في خلدك لذلك قومي بكتابة جميع تلك الأسئلة و المخاوف ليسهل عليكِ تذكرها عند زيارتك للطبيب.

١) سيتم منحك موعداً للمتابعة مع عيادة الجراح بعد أسبوعين و ذلك لمعاينة الجرح و مناقشة خطة ما بعد العملية الجراحية الخاصة بك.

٢) سوف تحصلين على مواعيد أكثر للمتابعة مع عيادة العناية بالجروح و ذلك للعناية بالجرح .

٣) قومي بزيارة عيادة العناية بالجروح إذا شعرتِ بمخاوف من وجود أي شيءغير طبيعي في الجرح.

٤) سيكون لديك موعداً للمتابعة مع جراح التجميل.

٥) سيكون لديك موعداً مع طبيب الاورام و طبيب العلاج بالإشعاع.

٦) خلال زيارات المتابعة احرصي على ارتداء ملابس مريحة مثل ثوب أو قميص يمكن فتحه من الأمام بالسحاب أو الأزرار و ذلك ليتم الوصول بسهولة إلى الموقع الذي أجريت عليه العملية الجراحية، هذا من شأنه أن يخفف من أي تمدد غير ضروري ناتج عن خلع الثوب و القمصان التي لا تحوي على أزرار أو سحاب.

٧) إن كنتِ بحاجة إلى تقرير طبي فاطلبيه من الطبيب في زيارتك القادمة و حددي لغة التقرير، فإن اخترتِ اللغة الإنجليزية فإنه سيكون جاهزاً خلال اسبوع و لكن التقرير باللغة العربية سوف يكون جاهزاً خلال أسبوعين، ثم يمكنك استلامه من قسم التقرير الطبي.

كيفية الاعتناء بالثدي بعد انتهاء عملية الجراحة الترميمية

بعد العملية الجراحية:

- ستحصلين على شاش لتغطية الجرح حيث أنه سيتم تثبيت هذا الضماد في مكانه من خلال حمالة الصدر أو شريط لاصق شفاف.
- عند مغادرتك للمستشفى قد يكون هناك اثنان او اكثر من الانابيب البلاستكيه مثبتان عليك، و لكن يتم إزالتهما في موعد زيارة المتابعة القادمة عندما تكون كمية التصريف أقل من ٣٠ مل. ستقوم الممرضة المشرفة عليك بتعليمك طرق العناية به.
- إذا كنت ستتنقلين بالسيارة فاحرصي على وضع وسادة صغيرة أو منشفة ما بين حزام الأمان و الثدي الذي تم ترميمه.
- غالباً ما يكون الجلد المغطي للثدي الذي تم ترميمه رقيقاً و يمكن كشطه بسهولة الأمر الذي يؤدي إلى الإصابة بالإلتهابات.
- إذا أصبح الشاش مفكوكاً فقومي بتغييره على الأقل مرة واحدة في اليوم.
- لغرض إنشاء طية طبيعية تحت الثدي فمن الممكن أن يكون الطبيب قد أغلق الشق الخاص بالجرح باستخدام غروز تحت الجلد، حيث تكون هذه الغروز قابلة للذوبان دون الحاجة إلى إزالتها. قد تسبب لك هذه الغروز إحساساً بالقرص أو السحب و يعد ذلك طبيعياً و ليس من المفترض أن يسبب أي ألم.

الاستحمام:

- لا تستحمي أو تبللي ملابسك خلال ٤٨ ساعة بعد العملية، إذ يمكن تغطيته بغطاء ضد الماء حينها يمكنكِ الاستحمام بعد مرور ٤٨ ساعة من العملية.
- تجنبي الاستحمام في أحواض المياه الساخنة و حمامات السباحة لمدة ٦ أسابيع على الأقل بعد العملية الجراحية.
- تجنبي استخدام مزيل العرق و اللوشن و مساحيق التجميل و الكريمات في أي مكان قريب من الموقع الذي تم إجراء العملية فيه.

الملابس:

- ارتدي حمالة صدر ناعمة و داعمة لمدة ٦ إلى ٨ أسابيع بعد العملية الجراحية.
- ارتدي حمالة الصدر حتى خلال النوم و يمكن إزالتها عند الاستحمام.
- لا ترتدي حمالة الصدر التي تحتوي على سلك حديدي داخلي.
- عند ممارسة التمارين الرياضية قومي بارتداء حمالة صدر خفيفة و داعمة.

الأنشطة و التمارين:

تجنبي ممارسة الأنشطة الثقيلة التي تؤدي إلى الاستخدام المفرط لعضلات الصدر كالسباحة و التنس وركوب الخيل و رفع الأثقال و ذلك لمدة لا تقل عن ٨ أسابيع. اسألي الطبيب الجراح إذا كان من الآمن لك استئناف الأنشطة الرياضية بعد ٨ أسابيع.

موسّع الأنسجة (Tissue Expander)

بعد إزالة الثدي سيتم وضع موسع الأنسجة تحت العضلة إلى حين انتهاء الخطة العلاجية الخاصة بالعلاج الإشعاعي، حيث سيقوم موسع الأنسجة بمد الجلد باستمرار و ذلك لإنشاء جيب صغير لنسيج جديد حتى يحل محل الثدي الذي تم إزالته (سليكون أو عضلة).

تعليمات خاصة بموسع الأنسجة:

- يبدو الثدي المرمم أصغر حجماً و ذلك لعدم تضخمه بشكل كامل.

- اطلبي من جراح التجميل بأن يحدد موقع المنفذ الذي سيتم استخدامه لتضخيم الثدي.

- ستحتاجين إلى زيارات متكررة لتضخيم موسع الأنسجة الخاص بك، و من الممكن أن تشعري بعدم ارتياح لعدة أيام و ذلك بسبب توسع الجلد.

- يحتوي موسع الأنسجة على معادن لذلك تجنبي استخدام التصوير بالرنين المغناطيسي.

- اطلبي تقريراً من الطبيب الجراح الخاص بك بخصوص موسع الأنسجة حيث أنه سوف يسبب إطلاق جرس الإنذار في المطار.

استشيري الطبيب إذا:

- ارتفعت درجة حرارة جسمك إلى ٣٨ درجة أو أعلى، أو إذا شعرتِ بالقشعريرة.

- احمرار أو سخونة أو ألم متزايد في منطقة الثدي.

- تصريف أو ترشيح سوائل من شق الجرح.

- وجود أي نوع من التهابات الجلد أو أي جزء من الجسم حيث ستكونين بحاجة إلى أخذ المضاد الحيوي لتجنب حدوث التهاب ثانوي في الثدي المرمم

حقوق المريض

○ **كتيّب المعلومات و التعليمات**

تتوفر العديد من النشرات التعليمية بخصوص سرطان الثدي خذي وقتك و اجمعي بعضاً منهم و قومي بقراءتهم في المنزل.سوف تجدين كتيّب التعليمات مع شرح مبسط لمساعدتك على فهم المرض الذي أصبتِ به و الخطة الجراحية الخاصة به، اكتبي ملاحظاتك و تساؤلاتك خلف هذا الكتيب.

○ **التقرير الطبي**

سوف يتم إعطاؤك تقريراً طبياً مفصلا عند الخروج من المستشفى ويتم تجديد التقرير عند الطلب في حال إذا كنت تودين تسليمه لجهة حكومية معينة، فقط قومي بإعلام الطبيب بالجهة التي تودين إبراز هذا التقرير فيها و اللغة المطلوبة لهذا التقرير و من ثم ستقومين باستلامه من السجلات الطبية .

○ **تذاكر الطيران و محل الإقامة**

اذا كنت من خارج المنطقه فمن الافضل ترتيب تذاكر السفر و مكان الاقامه بعد العمليه الجراحيه، قومي بالتنسيق مع منسقه الثدي في حال اذا احتجتي الي مساعده

○ **الإجازة المرضية او عذر العمل**

سيتم منح إجازة مرضية للمريضات من اليوم الأول لدخول الي المستشفي و لغاية شهر واحد بعد مغادرة المستشفى و ذلك لمريضات سرطان الثدي، و سيتم منح إجازة مدتها أسبوعين فقط للمريضات اللاتي لا تعانين من سرطان الثدي و لكن قمن باستئصال الورم. كذلك سيتم منح عذر عمل للمساعد الشخصي(المرافق) للمريضة من يوم الدخول و لغاية ٣ أيام بعد مغادرة المريضة للمستشفى.

○ **المواعيد و الأدوية العلاجية**

قبل ذهابك إلى المنزل سيتم إعطاؤك بعضاً من الأدوية مثل مسكنات الألم و المضادات الحيوية، كذلك سيتم إعطاؤك الضمادات و مرفقاتها و سيتم تحديد موعد لك مع عيادة العناية بالجروح و عيادة العلاج الطبيعي و عيادة الطبيب الجراح.

الأسئلة المتكررة

- **هل تعد أعراض الشعور بالغثيان و التقيؤ بعد العملية الجراحية أعراضاً طبيعية؟**
  نعم حيث يكون ذلك ناتجاً عن تأثير المخدر في الجسم و سيتم التعافي منه بعد مرور ٢٤ ساعة و سيتم إعطائك أدوية علاجية للوقاية من حدوث ذلك.

- **متى سأغادر المستشفى بعد العملية الجراحية؟**
  سيتم صرفك من المستشفى في نفس اليوم او بعد مرور ٢٤- ٤٨ ساعة من العملية او ٧٢ ساعة في حال إذا تم إجراء عملية ترميمية للثدي.

- **متى يمكنني الاستحمام؟**
  يمكنك الاستحمام قبل ذهابك إلى المنزل و قبل كل زيارة إلى عيادة العناية بالجروح. اسمحي للمياه بالانسياب على الضمادة و لكن من دون فركها.

- **هي يمكنني أداء شعائر الحج و العمرة؟**
  نعم يمكن الذهاب إلى الحج أو العمرة ريثما تشعرين بأنك قادرة على ذلك.

- **هل يعد أداء الصلاة بعد العملية الجراحية آمناً؟**
  نعم يمكنك أداء الصلاة ريثما تستيقظين من العملية الجراحية.

- **هل يعد السفر بعد مغادرة المستشفى آمناً؟**
  من الأفضل البقاء في المنطقه لمدة ٤٨ ساعة لتاكدة من عدم وجود أي مضاعفات.

- **ما هي أفضل وسيلة للسفر، السيارة أم الطائرة؟**
  ليس هناك فرق حيث يمكن السفر بأي طريقة مناسبة لك.

- **هل هناك مكان معين للحصول على الثدي الإصطناعي؟**
  نعم، يمكنك سؤال الممرضة المشرفة عنك في العيادة و ستقوم بإرشادك لذلك او التواصل معنا

  Email ; info@eid-otto.com

- **متى يمكنني ارتداء الثدي الاصطناعي بعد العملية الجراحية؟**
  من الأفضل ارتداؤه بعد مرور ٦ أسابيع بعد العمليه الجراحيه.

- **متى يمكنني الحصول على تقرير باثولوجيا الأنسجة (histopathology report) أو إذا كنت بحاجة إلى علاج إضافي؟**
  سيتم مناقشة نتيجة باثولوجيا الأنسجة الخاصة بك (histopathology) و خطط علاجية إضافية في زيارتك الأولى إلى عيادة الجراح بعد العملية الجراحية و ذلك بعد مرور أسبوعين من مغادرتك للمستشفى.

- **إذا حدثت لي بعض المضاعفات في الجرح و كان موعدي القادم بعد أسبوع من الآن، فأين يمكنني الذهاب في تلك الحالة؟**
  سيتم تحديد موعداً لك في عيادة العناية بالجروح في صباح اليوم التالي من العملية الجراحية، و لكن في حال إذا لاحظتِ أي تغيرات في الجرح قومي بزيارة الممرضة في العيادة إذا كان لديك موعداً، أو قومي بالذهاب إلى غرفة الطوارئ إذا لم يكن لديك موعداً.

متى سيتم إزالة الانبوب البلاستكي؟

سيتم إزالة الانبوب فقط عندما يكون ناتج التصريف نقي و أقل من ٣٠ مل، و عادة ما يتم ذلك بعد مرور ٥ أيام من العملية الجراحية.

- **هل سيتم إجراء العلاج الكيميائي لجميع المصابات بمرض سرطان الثدي؟**

لا، بعض المريضات يحتجن إلى العلاج الكيميائي و البعض الآخر لا يحتجن إليه.

- **إذا عانيت من وصول المرض للعقدة اللمفية الإبطية فهل هناك حاجة لإزالة ما تبقّى من العقد اللمفية الإبطية؟**

نعم، قد يكون هناك حاجة لتشريح العقدة اللمفية الإبطية ولكن في بعض الاحيان يتم تجاهل أي جراحه في باقي العقد اللمفيه.

- **هل يعد العلاج الجراحي ضروريا في جميع حالات سرطان الثدي ؟**

نعم،ان جميع أنواع سرطان الثدي يحتاج إلى التدخل الجراحي ولكم من المؤسف أن عدد قليل من المريضات يستبعدن خَيار التدخل الجراحي نظراً لمعاناة الكثير منهن من الأمراض المزمنة و بالتالي فإن التخدير العام يشكل خطورة على حياتهن

- **هل من الضروري الخضوع للعلاج الاشعاعي ،وماهي مظاعفات العلاج الاشعاعي؟**

يتم اللجوء إلى العلاج الإشعاعي بعد إجراء العملية الجراحية و ذلك للتقليل من خطورة عودة المرض مرة أخرى حيث أنه من الضروري إجراؤه للمريضات بعد الاستئصال الجزئي للثدي .او إذا كنتِ مصابة بمرحلة متقدمة من سرطان الثدي كما هو الحال في الورم الكبير أو تدخّل العقد اللمفية، فإنه من الضروري إجراء العلاج الإشعاعي.

اما مضاعفات العلاج الاشعاعي راجعي صفحه ٤٤.

الخطة العلاجية الخاصة بك

إسم المريضه: ....

رقم السجل الطبي (MRN) ....

إسم الطبيب الجراح:....................................

إسم طبيب الأورام:.....................................

إسم طبيب العلاج الإشعاعي للأورام: ....

إسم أخصائي العلاج الطبيعي:.........................

استخدمي الصفحات التالية لتدوين ملاحظاتك و رسوماتك

رسمة الثدي الخاص بك

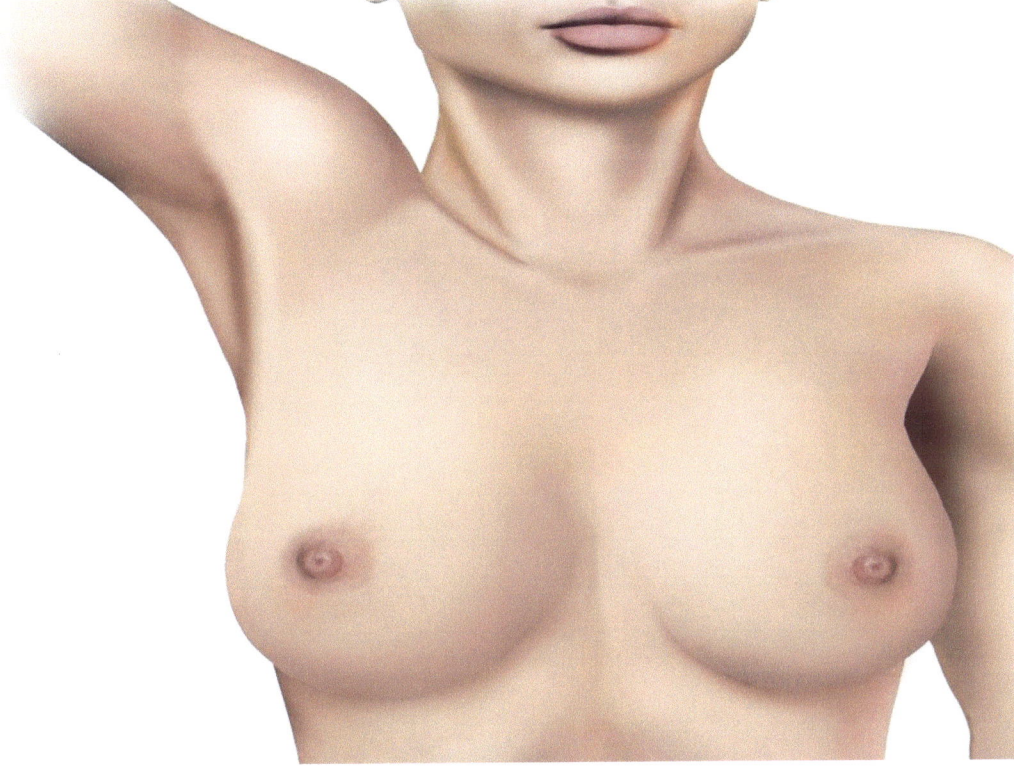

ملاحظاتي الخاصة بالعملية الجراحية للثدي

نوع الورم............ حجم الورم............ موقع الورم............

المستقبلات الهرمونية (ER/PR)............مستقبلات HER2............

مرحلة السرطان............تاريخ العملية الجراحية ....../....../......

الخطة العلاجية: ☐ أدوية ☐ جراحه ☐ علاج إشعاعي

نوع العملية في الثدي: ☐ استئصال جزئي لثدي ☐ استئصال كامل لثدي

العملية الترميمية: ☐ فورية ☐ متأخرة ☐ لا يوجد عملية ترميمية

نوع العملية الجراحية في الإبط : ☐ العقدة اللمفية الخافرة ☐ تشريح العقدة اللمفية

عدد العقد اللمفية الإيجابية:............هوامش الورم............

العلاج الدوائي: ☐ العلاج الكيميائي ☐ العلاج الهرموني ☐ العلاج المستهدف

ملاحظاتي ـ التساؤلات ـ المخاوف

ملاحظاتي ـ التساؤلات ـ المخاوف (يتبع)

تسجيل ناتج التصريف

يرجى إحضار هذه الاستمارة في كل زيارة إلى عيادة العناية بالجروح

التاريخ	الصباح		المساء		المجموع		ملاحظة
	التصريف ١	التصريف ٢	التصريف ١	التصريف ٢	التصريف ١	التصريف ٢	

تسجيل ناتج التصريف (يتبع)

يرجى إحضار هذه الاستمارة في كل زيارة إلى عيادة العناية بالجروح

ملاحظة	المجموع		المساء		الصباح		التاريخ
	التصريف ٢	التصريف ١	التصريف ٢	التصريف ١	التصريف ٢	التصريف ١	

دليل المريض في معالجه سرطان الثدي

لأدوية العلاجية الشائعة التي يجب إيقاف استخدامها قبل العملية الجراحية أو خزعة الثدي

الأدوية العلاجية التالية تحتوي على الأسبرين و عقاقير أخرى مثل العقاقير غير السترويدية المضادة للالتهابات (NSAIDs).من المهم إيقاف استخدام تلك الأدوية قبل العملية الجراحية أو الخزعة لأن من المحتمل أن تسبب تلك الأدوية ارتفاع لنسبة خطورة النزيف. قومي بإخبار الطبيب أو الممرضة قبل العملية الجراحية أو الخزعة إذا كنتِ تأخذين تلك الأدوية.

إذا كنت ستقومين بالخضوع لعملية جراحية:

توقفي عن استخدام الأدوية التي تحتوي على الأسبرين أو فيتامين E لمدة عشر أيام قبل العملية الجراحية أو حسب إرشادات الطبيب. إذا كنتِ تأخذين الأسبرين بسبب وجود مشكلة في القلب أو حدثت لديك جلطه قلبية من قبل فاحرصي على التحدث مع طبيبك قبل إيقاف استخدام الدواء.

توقفي عن استخدام العقاقير غير السترويدية المضادة للالتهابات (NSAIDs) قبل ٤٨ ساعة من العملية الجراحية.

تسبب الأدوية التالية سيولة للدم و تحتاجين إلى تعليمات الطبيب حيال استخدامها.

Coumadin Heparin Lovenox® Persantine® Plavix® Pletal®

تعد الأدوية التالية أدوية شائعة تحتوي على الأسبرين و يجب إيقاف استخدامها قبل ١٠ أيام من العملية الجراحية:

Alka Seltzer®
Anacin®
Arthritis Pain Formula
Arthritis Foundation Pain Reliever®
ASA Enseals®
ASA Suppositories®
Ascriptin® and Ascriptin A/D®
Aspergum®
Asprimox®
Axotal®
Azdone®
Bayer® (most formulations)
BC® Powder and Cold Formulations
Bufferin® (most formulations)
Buffets II®
Buffex®
Cama® Arthritis Pain Reliever
COPE®
Dasin®
Easprin®
Ecotrin (most formulations)
Empirin® Aspirin (most formulations)
Epromate®
Equagesic Tablets
Equazine®
Excedrin® Extra-Strength Analgesic Tablets and Caplets
Excedrin® Migraine
Fiorgen ®
Fiorinal® (most formulations)
Fiortal®
Gelpirin®
Genprin®
Gensan®
Heartline®
Headrin®
Isollyl®
Lanorinal®
Lortab® ASA Tablets
Magnaprin®
Marnal®
Micrainin®
Momentum®
Norgesic Forte® (most formulations)
Norwich® Aspirin
PAC® Analgesic Tablets
Orphengesic®
Painaid®
Panasal®
Percodan® Tablets
Persistin®
Robaxisal® Tablets
Roxiprin®
Saleto®
Salocol®
Sodol®
Soma® Compound Tablets
Soma® Compound with Codeine Tablets
St. Joseph® Adult Chewable Aspirin
Supac®
Synalgos® DC Capsules
Tenol-Plus®
Trigesic®
Talwin® Compound
Vanquish® Analgesic Caplets
Wesprin® Buffered
Zee-Seltzer®
ZORprin®

بعض الادويه التي تحتوي علي عقاقير غير السترويدية المضادة للالتهابات(NSAIDs) ولا تحتوي بالضروره علي الاسبرين ،يجب ايقاف هذه الدويه يومين قبل العمليه :

- Advil®
- Advil Migraine®
- Aleve®
- Anaprox DS®
- Ansaid®
- Arthrotec®
- Bayer® Select Pain Relief Formula Caplets
- Celebrex®
- Children's Motrin®
- Clinoril®
- Daypro®
- Diclofenac
- Etodolac®
- Feldene®
- Fenoprofen
- Flurbiprofen
- Genpril®
- Ibuprofen
- Indomethacin
- Indocin®
- Ketoprofen
- Ketorolac
- Lodine®
- Meclofenamate
- Mefenamic Acid
- Meloxicam
- Menadol®
- Midol®
- Mobic®
- Motrin®
- Nabumetone
- Nalfon®
- Naproxen
- Naprosyn®
- Nuprin®
- Orudis®
- Oxaprozin
- PediaCare Fever®
- Piroxicam
- Ponstel®
- Relafen®
- Saleto 200®
- Sulindac
- Toradol®
- Voltaren®

تحتوي معظم الفيتامينات المتعددة على فيتامين إي E، لذلك إذا كنتِ تتناولين فيتامينات متعددة فاحرصي على التحقق من النشرة الدوائية. المنتجات التالية تحتوي على فيتامين إي E (لا مانع من أخذ كمية أقل من ٤٠٠ وحدة دولية يومياً)

Amino-Opt-E	Aquavit	E-400 IU	E complex-600
Aquasol E	D'alpha E	E-1000 IU Softgels	Vita-Plus E

يجب الامتناع عن تناول المكملات الغذائية و الأعشاب لمدة عشر أيام قبل العملية الجراحية.

لحاء البتولا	مسحوق جذور الكركم	فطر الشجرة السوداء الصينية	عشبة الحريف	نبتة القديس جون(عشبة يصنع منها أدوية علاج الاكتئاب)
الكمون	الدانشن (عشب صيني)	الأفيدرين(مركب دوائي يستخدم كمنبه و منشط)	زيت زهرة الربيع	اليانسون
الثوم	الزنجبيل	جينكو بيلوبا(دواء عشبي وهو نوع من النباتات يتبع جنس الجنكو من فصيلة الجنكوية)	مستخلص البصل	خاتم الذهب (نبات عشبي معمر له استخدامات طبية متعددة)
مستخلص بذور العنب	الكافا(شراب يصنع من الجذور المسحوقة من نباتات عائلة الفلفل)	عشبة الماه هوانغ	حليب الشوك	أوميغا ٣ الآحماض الدهنية

ملخص العناية الجراحيه لسرطان الثدي

ملخص العناية الجراحية لسرطان الثدي

ملاحظة	الموقع	الوقت	المرحله
• المعاينه السريريه • تصوير الثدي • عينه الثدي	العيادة الاوليه للثدي	الزيارة الأولى للعيادة	قبل العمليه الجراحيه
• سيتم الاتصال بك لذهاب إلى العيادة الملائمة	اجتماع الأطباء	اليوم الخامس	
• في حال إذا تم التخطيط لإجراء العملية الجراحية فسيتم مناقشة الخيارات الجراحية معك	العيادة الجراحية لثدي	اليوم العاشر او الثاني عشر	
• الأسئلة و المخاوف	العيادة الإستشاري		
• تقييم وضعك الصحي العام • أحضري معك كل الأدوية التي تتناوليها	عيادة التخدير		
• توقفي عن استخدام بعض الأدوية قبل ١٠ أيام من العملية • قومي بالاستحمام قبل الدخول الي المستشفي • سيتم رؤيتك من قبل الجراح • توقيع الموافقه علي العمليه الجراحيه • امتنعي عن الطعام و الشراب في الساعة ١٢ منتصف الليل	جناح الجراحه	خلال شهر واحد من الزيارة الأولى	
• الاستحمام الساعه ٦ صباحا • سيتم رؤيتك من قبل الأطباء الجراحين • حقن العقد اللمفية الخافرة • تثبيت الأسلاك او فص اشعاعي (قسم الاشعه) • خلع الإكسسوارات و المجوهرات • ارتداء ثوب المستشفى و القبعة و واقي الحذاء	جناح الجراحه	يوم العمليه	العمليه الجراحيه
• أخبري الممرضة إذا كنت حامل او تعانين من الحساسية	العمليات		
• امتنعي عن الطعام و الشراب لمدة ٨ ساعات • اشربي رشفات من الماء تحت اشراف الممرضه • سيتم رؤيتك من قبل الطبيب الجراح • قومي بالمشي • استخدمي جهاز تمرين التنفس • رعاية الجرح و الانبوب ومسكن الألم	جناح الجراحه		
• تعليمات حول العناية باالانبوب • العلاج الطبيعي • المشي • استخدمي جهاز تمرين التنفس • المواعيد و الأدوية العلاجية • الأخصائي الاجتماعي لترتيب محل الإقامة و تذاكر الطيران	جناح الجراحه	اليوم الاول (الخروج)	بعد العمليه الجراحيه
• الاستحمام في المنزل قبل موعد العياده • ضمدي الجرح • اعتنِ بالانبوب • الاسئله	عيادة العناية بالجروح	اليوم الثالث	
• إزالة الانبوب (إذا كان التصريف أقل من ٣٠ مل) • تضميد الجرح		اليوم الخامس	
• إزالة الانبوب (إن لم تتم إزالته من قبل) • تضميد الجرح		اليوم الثامن	
• العلاج الطبيعي	العلاج الطبيعي		
• تفقد الجرح • ناقشي نتيجة التقرير التشريحي الأنسجة • المتابعة بعد ٦ أشهر في حاله عمليات ترميم الثدي	عيادة الطبيب الجراح	اليوم الخامس عشر	المتابعة
• إزالةغرز الجرح • العناية بالجرح	عيادة العناية بالجروح	اليوم الثاني والعشرون	
• التأكد من شفاء الجرح. • تم ازاله اللانبوب و الغرز • الخروج من قسم الجراحه و المتابعه مع طبيب الاورام		اليوم الثلاثون	